Raylen Escobar Román

Principales plantas tóxicas de Cuba

Raylen Escobar Román

Principales plantas tóxicas de Cuba

No tan inofensivas como aparentan ser. Sintomatología y Tratamiento

Editorial Académica Española

Imprint
Any brand names and product names mentioned in this book are subject to trademark, brand or patent protection and are trademarks or registered trademarks of their respective holders. The use of brand names, product names, common names, trade names, product descriptions etc. even without a particular marking in this work is in no way to be construed to mean that such names may be regarded as unrestricted in respect of trademark and brand protection legislation and could thus be used by anyone.

Cover image: www.ingimage.com

Publisher:
Editorial Académica Española
is a trademark of
Dodo Books Indian Ocean Ltd., member of the OmniScriptum S.R.L Publishing group
str. A.Russo 15, of. 61, Chisinau-2068, Republic of Moldova Europe
Printed at: see last page
ISBN: 978-620-3-87246-0

ÍNDICE:

Índice... 1
RESEÑA HISTÓRICA DE LA TOXICOLOGÍA DE LAS PLANTAS............ 2
TOXICIDAD DE LAS PRINCIPALES PLANTAS TÓXICAS CUBANAS......... 10
Toxicidad Dermatológica.. 10
Euphorbia pulcherrima L.. 10
Euphorbia tirucalli... 12
Euphorbia milii.. 15
Euphorbia lactea Haw... 17
Comocladia dentata Jacq.. 19
Toxicidad Cardiovascular... 21
Nerium oleander L.. 21
*Cascabela thevetia (L)*Lippold.. 24
Digitalis purpurea... 28
Toxicidad Digestiva.. 31
Ricinus communis L... 31
Capsicum annuum.. 34
Lantana camara L... 36
Hura Crepitans L... 38
Jatropha curcas L.. 40
Vernicia fordii Helsm.. 42
Cycas circinalis... 44
Toxicidad Respiratoria... 45
Dieffenbachia spp.. 45
Philodendron spp... 49
Caladium spp... 52
Zantedeschia aethiopica spp.. 54
Toxicidad Nuerológica.. 56
Momordica charantia L.. 56
Ipomoea purpurea Lam... 58
Atropa belladona... 60
Cestrum nocturnum L.. 63
Toxicidad Narcótica.. 65
Datura stramonium L.. 65
Cannabis sativa.. 69
Bibliografía... 73

RESEÑA HISTÓRICA DE LA TOXICOLOGÍA DE LAS PLANTAS

Con el surgimiento del hombre sobre la tierra, su adaptación al medio y su lucha por la supervivencia, el hombre entra en contacto con sustancias tóxicas, donde empieza a conocer el efecto de ponzoñas de animales y plantas venenosas, además realiza un proceso de selección de aquellos recursos vegetales, animales y minerales indispensables para la subsistencia de su especie.

Desde esos tiempos remotos, el hombre primitivo comienza la incesante labor de recopilar toda información valiosa sobre los conocimientos que obtenía mediante el método ensayo-error. De esta forma, dejó como herencia a sus generaciones futuras toda la sapiencia adquirida, la cual, en un inicio, era transmitida de generación a generación, exclusivamente a los descendientes de las clases jerárquicas, un ejemplo de ellos, los chamanes, hasta finalmente ser del dominio de todo individuo, (Figura 1).

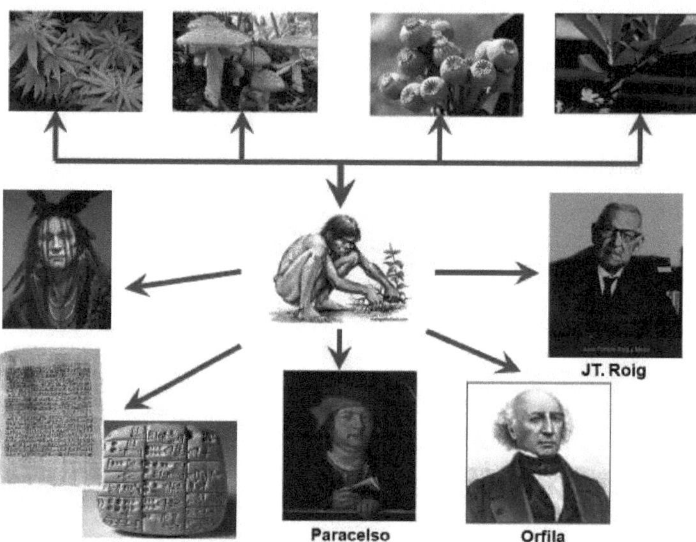

Figura 1. Recopilación y transmisión del conocimiento toxicológico del hombre primitivo en los primeros años, documentos y principales toxicólogos

Puede decirse que cada época histórica ha tenido su tóxico y que los venenos han desempeñado un importante papel en la historia, sea con fines positivos (caza, exterminio de plagas o animales dañinos, medicamentos, etc.) o con fines criminales, lo cual ha hecho que su estudio, es decir, la Toxicología, se haya desarrollado gradual y paralelamente a estas prácticas.

La experiencia del hombre a través de la historia le enseñó y le sigue enseñando a conocer qué componentes naturales manipulados por él son perjudiciales y cuáles no. Muchos de ellos, el hombre primitivo los pudo emplear para su alimentación y posteriormente con fines euforizantes, terapéuticos y suicidas.

Desde tiempos remotos, cientos de años antes de nuestra era, las plantas dejaron de ser solamente parte de los bosques y pasaron, las que se destacaban por su forma y belleza, a formar parte de jardines y prados con fines ornamentales. Desde aquella época Teofrastus más conocido por Paracelso (Figura 2), el más célebre discípulo de Aristóteles y mejor botánico de su época en su obra Historia Plantarum, describe y clasifica a las plantas de su región, haciendo distinción de aquellas con efectos venenosos. A medida que avanzaba la metodología científica, las ciencias toxicológicas se hicieron más rigurosas. Paracelso (1493-1541), llamado el "padre" de la toxicología, articuló el ahora famoso dicho que "la dosis hace el veneno"

Por todo ello, es que surgen las plantas ornamentales, muchas por sus rareza y exquisita belleza las cuales salieron de los bosques para formar parte de nuestro caprichoso hábitat, sin tener en cuenta que muchas de ellas o la mayoría son tóxicas.

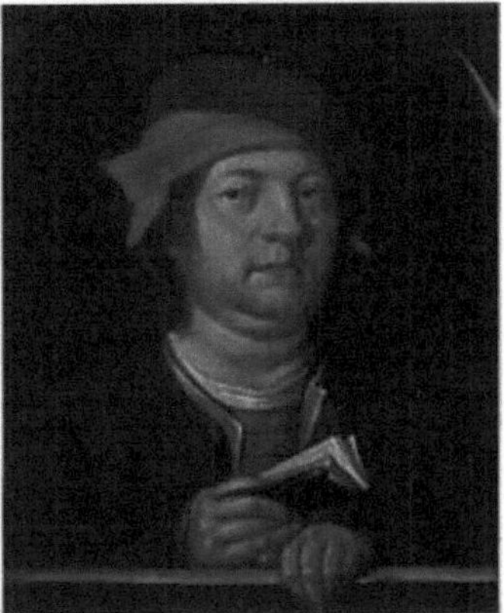

Figura 2. Paracelso o Teofrasto Paracelso (1493-1541). Fue el primero en relacionar la actividad de una sustancia con su dosis: "*sola dosis facit venenum*"

La historia de la toxicología es rica en personalidades, intrigas políticas, guerras, regulaciones y, lo que es más importante, de lecciones aprendidas. Comienza con la necesidad temprana de los seres humanos de la supervivencia, que requirió una comprensión de los peligros potenciales de las plantas y de los animales. La experimentación temprana con las plantas fue conducida por un interés en curar diversas dolencias del cuerpo y del espíritu. Shen Nung, el padre de la medicina china (aproximadamente 2695 a. C.), quien fue célebre por probar 365 hierbas y morir de una sobredosis tóxica, también escribió un tratado On Herbal Medical Experiment Poisons (Al español ha sido traducido con varios nombres: "Tratado de las materias medicinales", "Libro de las hierbas", "El Herbario"). Este trabajo se modificó a través de las épocas y en última instancia ayudó a china a establecerse como líder en la medicina herbolaria.

El papiro de Ebers (Figura 3a), un registro egipcio antiguo datado de aproximadamente 1500 a.C. contiene 110 páginas sobre anatomía y fisiología, toxicología, hechizos y tratamientos. Este documento tiene una historia fascinante, ya que desde que apareció por primera vez en 1862 cambió de manos, se perdió y se volvió a encontrar. Documenta una amplia gama de sustancias tóxicas, incluyendo la cicuta, el veneno de estado de los griegos y acónito, un veneno utilizado por los chinos en la punta de sus flechas etc.

Otro de los registros más antiguos encontrados son las tablillas de las civilizaciones Sumerias (Figura 3b) que datan de más de 5000 años, en las cuales viene reportado ya el uso del opio, que no es más que un producto extraído de la planta *papaver somniferum* o la comúnmente llamada amapola, de la cual se aíslan los derivados del opio u opiáceos, medicamentos que hoy tienen diferentes usos, dentro de ellos, los más comunes: analgésicos muy potentes y anestésicos generales; pero no si dejar de mencionar que la heroína también es uno de los derivados del opio.

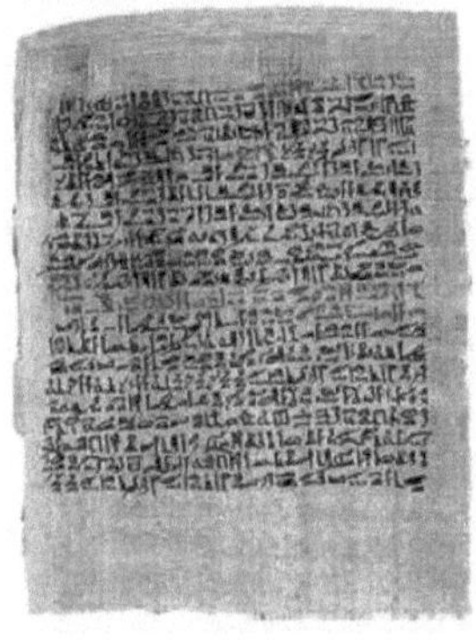
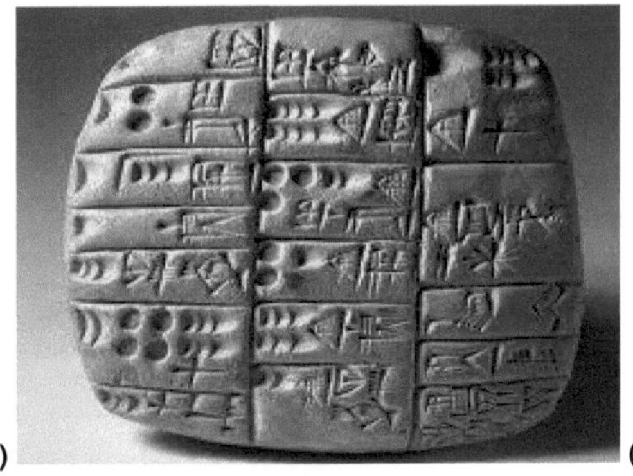

Figura 3. (a) Papiro de Ebers (aproximadamente 1500 A. C). Escrito en caracteres hieráticos. (Izquierda).
(b)Tablilla Sumeria (aproximadamente de 5000 años) (Derecha).

A pesar de contar en Cuba con una universidad desde 1728, no fue hasta 1842 que se impartió la Medicina Legal y Toxicología como asignatura de una de las cátedras de la Facultad de Medicina de la Universidad de la Habana, la cual evolucionó con el paso de los años. Los conceptos del Dr. Orfila fueron rápidamente asimilados y seguidos por el doctor cubano Ramón Zambrano, primer especialista de Toxicología del siglo XIX en Cuba. Sin embargo, la Toxicología Médica alcanzó la mayoría de edad en el país en las postrimerías del siglo XX, cuando logró establecerse como una entidad independiente al ser creado el Centro Nacional de Toxicología (CENATOX) en el Hospital Militar Central "Dr. Carlos J. Finlay" el 15 de noviembre de 1986. Durante todos estos años, dicho centro, ha ganado en desarrollo, y jugado un papel rector en la prevención y tratamiento de las intoxicaciones en el país, a partir del cual han sido creados otros centros con características similares que brindan información toxicológica como son: el Centro de Toxicología de Villa Clara (CENTOX-VC), el Centro para la Salud y Desarrollo (CENSAD) en la provincia de Ciego de Ávila y el Centro de Toxicología y Biomedicina (TOXIMED) en la provincia de Santiago de Cuba. Estos centros cumplen un rol fundamental en el tratamiento, prevención de las intoxicaciones y en las acciones de toxicovigilancia, en cooperación con las autoridades sanitarias del país. No obstante, no se puede hablar de plantas medicinales o tóxicas en Cuba si antes mencionar el nombre de Juan Tomás Roig y Mesa (1877-1971) (Figura 4), quien a mi entender, fue el mayor exponente en cuanto a estudios realizados a plantas cubanas. Fue un célebre científico cubano dedicado a la botánica, dichos estudios trascendieron a su época y han llegado a la actualidad como consulta obligatoria de cualquier temática referente en cuanto a plantas se trate. Dedicó 50 años a la investigación y aportó elementos claves e incuestionables acerca de la flora cubana, fundamentalmente de las plantas medicinales.

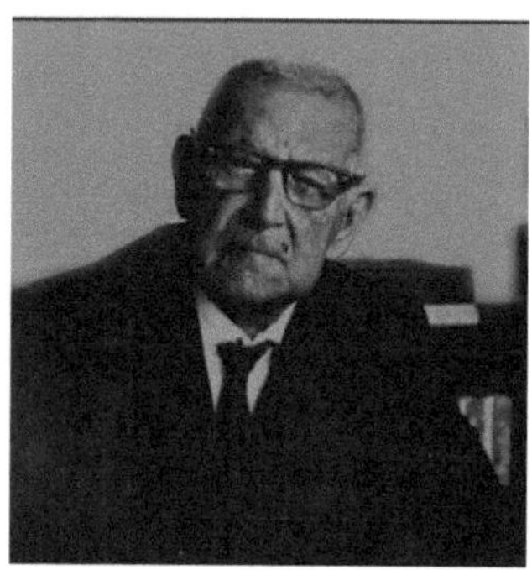

Figura 4. Juan Tomás Roig y Mesa (1877-1971)

Muchas plantas que hoy se cultivan tienen principios activos de mayor o menor toxicidad para las personas y los animales; por lo que se debe conocer para evitar cualquier contratiempo, especialmente en infantes, los cuales se llevan a la boca hojas, flores y frutitos como parte de sus juegos.

Aparte del daño que pueden hacerse debido a especies que pinchan, como las espinas de zarzamoras, rosales y falsas acacias, y los pequeños cortes que pueden sufrir por las hojas de algunas hierbas, existe también el peligro de ser intoxicados por alguna de ellas. De un número pequeño de plantas que están descritas en la literatura, casi todas son tóxicas.

Se habla de plantas tóxicas cuando pequeñas partes de la especie originan síntomas de intoxicación. Estos pueden producirse por ingestión o simplemente por haber tocado la planta. Estas variedades pueden provocar reacciones como irritaciones cutáneas, mucosas irritadas, síntomas de paralización, ahogo, calambres o diarrea y, en algún caso singular, la muerte.

La mayoría de las veces no toda la planta es venenosa y se trata de solo una de sus partes como sus frutos.

Por otra parte, la medida de toxicidad también depende de factores como la edad, el peso y la sensibilidad del paciente. Los menores de 6 años forman el principal grupo de riesgo porque tienen un peso corporal menor en proporción a su estatura.

Las sustancias activas (alcaloides y glucósidos) de determinadas plantas medicinales, son sustancias muy peligrosas para el organismo humano por su toxicidad.

En realidad, no se puede precisar la línea de separación de una sustancia, en lo que se refiere a su definición como tóxica, ya que generalmente ese concepto tiene relación directa con la dosis administrada. De hecho, una planta que contiene sustancias muy activas, puede aplicarse en proporciones medicinales, convirtiéndose en un remedio muy beneficioso para el ser humano. Ejemplo de ello es la digitalina, alcaloide que se extrae de la *Digitalis purpurea*; son muy estimadas sus propiedades cardiotónicas, pero en dosis excesivas es muy peligrosa; evidentemente la operación y terapéutica de estas plantas quedan reservadas al médico.

Las plantas tóxicas mantienen una amplia distribución, independiente de todas aquellas especies que se producen a gran escala para la industria farmacéutica. Las silvestres ocupan bosques, campos, pantanos, regiones secas, parques, bordes de caminos, etc. Incluso muchas plantas ornamentales muy comunes, como la adelfa, la covadonga, el chamico, la campana, la flor de pascua y toda la variedad de malangas, son plantas venenosas o tóxicas.

Los compuestos activos tóxicos de una planta pueden estar distribuidos por toda su anatomía, como la cicuta, o acumularse en unos lugares más que otros. Un ejemplo de ello es el laurel de montaña (hojas), incluso la patata, la cual puede considerarse una planta tóxica si nos referimos a las flores y hojas jóvenes, no así los tubérculos que son totalmente inofensivos, además de un alimento de primer orden.

La edad influye en el nivel de toxicidad de la planta, de tal forma que con la madurez se incrementa su nocividad; aunque existen excepciones justamente, al contrario, como el cadillo, que en su fase juvenil es muy tóxica para convertirse en inocua conforme madura.

No es preciso ingerir una sustancia muy activa para que genere una reacción en el organismo. Sin embargo, la mayoría de las sustancias tóxicas vegetales si deben penetrar en el organismo para actuar; generalmente esta se produce por ingestión.

Las cantidades a ingerir para que se produzca una intoxicación no es lineal en todas las plantas; en general en una persona adulta podrían bastar 50 o 60 gramos, sin embargo en determinadas plantas basta una décima parte para ser mortal; una o dos semillas de ricino es suficiente para provocar la muerte de un niño.

Otras sustancias toxicas tienen efecto directo sobre las células del organismo impidiendo que absorban oxígeno; como el cianuro, un glucósido vegetal que se libera por ejemplo del laurel cerezo.

Existen otras muchas curiosidades sobre las reacciones a las plantas tóxicas. Algunas de ellas son realmente alarmantes, aunque específicas y por tanto poco generalizadas; como las provocadas por el helecho común, que destruye la medula ósea, donde se generan las células hemáticas. Otra planta, el hipérico, contiene un veneno que, al ser ingerido por un animal, reacciona con la luz solar produciendo lesiones y quemaduras graves sobre la piel expuesta.

Esperamos la lectura de este libro permita un despertar a la curiosidad para de esta forma seguir penetrar en el estudio de la toxicidad de las plantas.

A pesar de los conocimientos toxicológicos que se tienen de muchas plantas y sus efectos perjudiciales a la salud humana, gran parte de la población cubana, así como el personal de salud desconoce tales efectos y las medidas necesarias para su tratamiento, presentándose como causas de intoxicaciones accidentales y voluntarias en las instituciones de salud.

El presente libro se realiza debido al alza creciente de las intoxicaciones en el mundo y en Cuba principalmente en niños y la relativa escasez de bibliografía con que cuentan nuestros estudiantes y profesionales.

Las plantas ornamentales y silvestres a pesar de su belleza externa constituyen fuentes de intoxicaciones tanto accidentales como voluntarias, por lo que se debe divulgar su potencial toxicológico. Se realizó una revisión de las principales plantas ornamentales y silvestres de la fauna cubana, que presentan efectos tóxicos para la salud humana al exponerse a las mismas ya sea por contacto o por ingestión, presentando efectos locales o sistémicos en la persona expuesta.

El presente libro hace una recopilación de las principales plantas tóxicas de Cuba, con el objetivo de divulgar tales efectos indeseados y así comenzar una labor educativa de prevención y promoción de salud al mismo tiempo que constituye un valioso material destinado a elevar el nivel científico de los profesionales de esta rama.

Se hace una descripción de cada planta, agrupándolas de acuerdo a la toxicidad que producen; se destacaron sus principios activos tóxicos responsables, las principales manifestaciones clínicas de la intoxicación, así como las medidas fundamentales encaminadas al tratamiento adecuado en caso de presentarse una intoxicación.

El desconocimiento muchas veces del efecto tóxico de las plantas, así como el empleo de estas en remedios caseros ante determinadas dolencias y enfermedades, sin base científica, o un correcto estudio previo acerca de su composición química e inocuidad, sin lugar a dudas, es un factor de riesgo que contribuye a elevar los accidentes de intoxicaciones por plantas y puede traer consigo desenlaces fatales; de ahí la importancia de este libro.

TOXICIDAD DE LAS PRINCIPALES PLANTAS TÓXICAS CUBANAS
Toxicidad Dermatológica

Nombre Científico: *Euphorbia pulcherrima* L.

Nombres comunes:

Flor de Pascua, pastora roja, estrella de Navidad, poinsetia, flor de Nadal. (Figura 5)

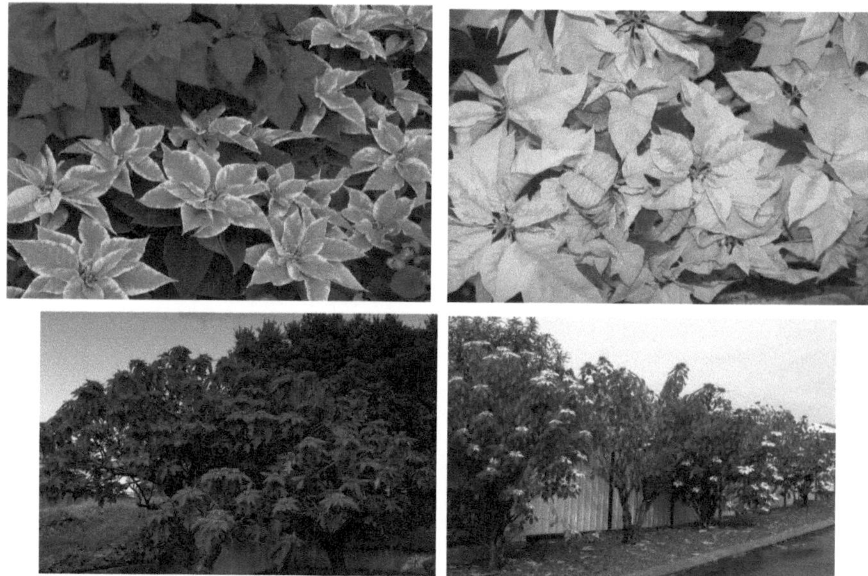

Figura 5. Flor de Pascua. *Euphorbia pulcherrima L*

Aspectos botánicos:

Pertenece a la familia de las Euforbiáceas. Es una planta ornamental cultivada en jardines, patios, y parques. Muy popular en las fiestas navideñas. Presenta una forma de brácteas de color limón y otras rosadas. Es un arbusto de 1 a 3 metros de altura, con las ramas lampiñas de hojas grandes verdes alternas, por lo común anchamente avocadas o panduriforme, acuminadas, largamente pecioladas, lampiñas o a veces pubescentes en el envés. Brácteas de la inflorescencia grandes y foliáceas y atractivas flores rojas unisexuales; estambres 1 en flor, estaminadas. Fruto, una cápsula 3-lobada. Las partes empleadas de la planta son las brácteas, las hojas y el jugo.

Toxicidad:

Las flores, hojas y tallos son tóxicos. El látex que posee es irritante o cáustico. Las brácteas contienen resina, materia colorante amarilla, materia colorante roja, aceite esencial, ácido tartárico, ácido gálico, goma, glucosa, sacarosa, materia amilácea y sales.

Cuadro clínico:

La ingestión o masticación de alguna parte de esta planta puede causar lesiones de la mucosa bucal, faríngea, esofágica y gástrica con el consiguiente dolor retroesternal y abdominal, disfagia, sialorrea, náuseas y vómitos (riesgos de deshidratación en niños). Raramente produce la muerte. El látex de cualquier especie arbustosas del género Euphorbia, es cáustica y un purgante drástico enérgico.

El contacto del látex con la piel da lugar a lesiones irritativas (desde eritemas a vesículas y pústulas) en ocasiones fuertemente pruriginosas y dolorosas con intensa sensación de quemazón. En niños debido al prurito, pueden presentarse infecciones secundarias de la piel por rascado.

El contacto del jugo lechoso (látex) con los ojos puede producir conjuntivitis o lesiones corneales con pérdida parcial de la visión.

Tratamiento:

Existen dudas acerca de si el tratamiento debe ser o no muy enérgico. Si se ha ingerido más de una o dos hojas debe de procederse a la emesis o realizar un lavado gástrico. Hay que adoptar medidas sobre todo sintomáticas.

Las lesiones de la mucosa bucal requieren cura tópica mediante lavado con suero fisiológico y aplicación de antisépticos de acción local. Las lesiones cutáneas requieren cuidados higiénicos. En las lesiones pruriginosas se utilizarán pomadas o emulsiones de corticoides (después de aplicar una solución de permanganato de potasio al 1/10.000) o antihistamínicos por vía oral.

Nombre Científico: *Euphorbia tirucalli.*

Nombres comunes:

Árbol de los dedos, palito chino, esqueleto (Figura 6)

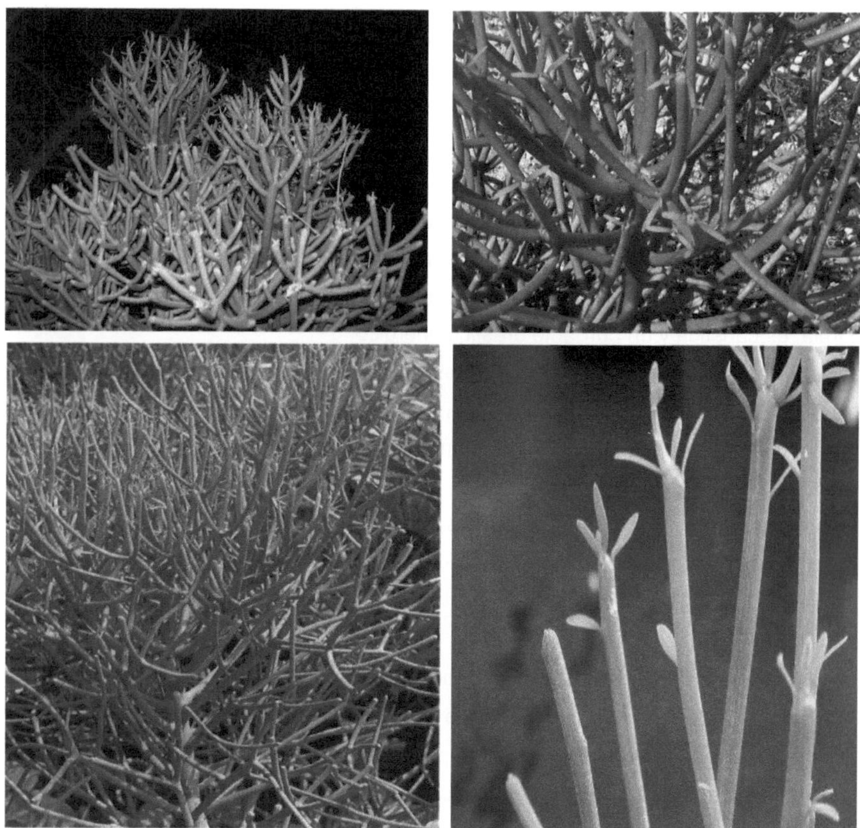

Figura 6. Árbol de los dedos. *Euphorbia tirucalli*

Aspectos botánicos:

Pertenece a la familia de las Euphorbiaceae, su lugar de orígen es África tropical a Sudáfrica.

Su etimología Euphorbia se debe en honor de Euphorbus, médico de Juba, rey de Mauritania

Tirucalli. Es un arbusto o arbolito de 2-4 m. de altura, monoico o dioico, sin espinas, muy ramificado, con tronco recto de hasta 15 cm. de diámetro; ramas verticiladas, carnosas, lisas, generalmente sin hojas, cilíndricas, de 5-7 mm. de diámetro, de color verde, con líneas longitudinales blanquecinas muy finas. Hojas de vida muy corta, muy espaciadas, alternas, situadas hacia el final de los tallos jóvenes, de linear-lanceoladas a oblanceoladas, de 15 x 2 mm. Cimas 2-6, situadas en los ápices de los tallos, formando un racimo apretado de ciatios. Ciatios subsésiles, de 3 x 4 mm., amarillos, unisexuales, con flores masculinas reducidas a 1 estambre sobre un pedicelo. Flores femeninas con estilos de 2 mm. de largo, unidos en la base. Glándulas 5, de 0,5 mm. de largo. Cápsula casi esférica, de unos 9 mm. de diámetro, sobre un pedúnculo tomentosos de 1 cm. de largo. Semillas ovoides, lisas, con una diminuta carúncula.

Toxicología:
Especie muy tóxica en todas sus partes, pero principalmente en el tallo un látex que es necrosante

Cuadro clínico:
La ingestión o masticación de alguna parte de esta planta puede causar lesiones de la mucosa bucal, faríngea, esofágica y gástrica con el consiguiente dolor retroesternal y abdominal, disfagia, sialorrea, náuseas y vómitos (riesgos de deshidratación en niños).
El látex de cualquier especie arbustosas del género Euphorbia, es cáustica y un purgante drástico enérgico. Puede causar quemaduras graves en la piel, así como necrosis de los tejidos gastrointestinales, ya que el látex es corrosivo, cáustico y necrosante. El contacto del látex con la piel da lugar a lesiones irritativas (desde eritemas a vesículas y pústulas) en ocasiones fuertemente pruriginosas y dolorosas con intensa sensación de quemazón. En niños debido al prurito, pueden presentarse infecciones secundarias de la piel por rascado.
El contacto del jugo lechoso (látex) con los ojos puede producir conjuntivitis o lesiones corneales con pérdida parcial de la visión.

Tratamiento:

Existen dudas acerca de si el tratamiento debe ser o no muy enérgico. Si se ha ingerido pocas partes de la planta (de una a dos hojas o tallos pequeños) debe de procederse a la emesis o realizar un lavado gástrico. Hay que adoptar medidas sobre todo sintomáticas.

Las lesiones de la mucosa bucal requieren cura tópica mediante lavado con suero fisiológico y aplicación de antisépticos de acción local. Las lesiones cutáneas requieren cuidados higiénicos. En las lesiones pruriginosas se utilizarán pomadas o emulsiones de corticoides (después de aplicar una solución de permanganato de potasio al 1/10.000) o antihistamínicos por vía oral.

Nombre Científico: *Euphorbia milii*

Nombres comunes:

Corona de Cristo, espina de cristo, corona de espina (Figura 7).

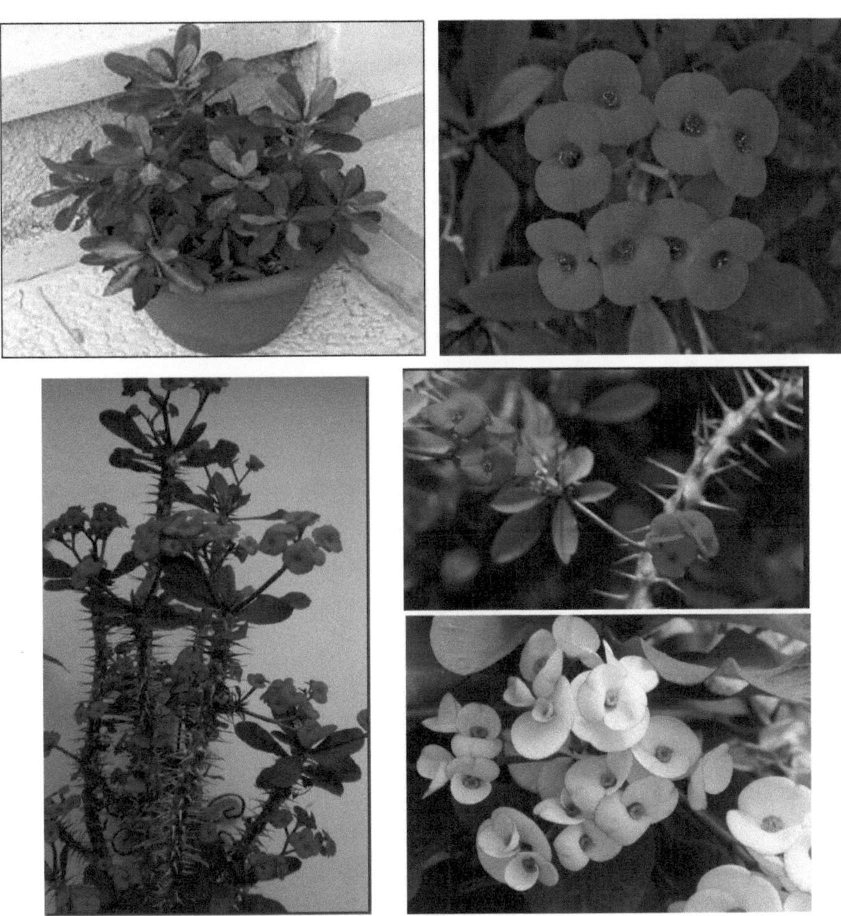

Figura 7. Corona de Cristo. *Euphorbia milii*

Aspectos botánicos:

Es una planta incluida en el género Euphorbia. Arbusto que puede sobrepasar los 1.5 metros de altura cuyos tallos finalizan en una roseta terminal de hojas. Sus inflorescencias son pedunculadas que tienen varias flores rojo sangre. Se diferencia de especies similares porque las brácteas, grandes, de 1-2 cm de largo, se encuentran fusionadas dos terceras partes de su longitud. Las glándulas florales son dentadas. Se desarrolla abundantemente en barrancos, laderas y terrazas a media sombra y a pleno sol en la isla de Madagascar; también se puede encontrar en parques y patios, es muy cultivada como planta ornamental de jardín por su vistoso porte y floración.

Toxicología:

Al igual que otras euphorbias, la Euphorbia milii posee un látex (jugo lechoso) muy irritante y cáustico. Es venenosa ya que contiene 5-deoxyingenol.

Cuadro clínico:

Evitar el contacto con la piel y los ojos, pues el jugo lechoso (látex) puede producir conjuntivitis o lesiones corneales con pérdida parcial de la visión, y lesiones de la piel irritativas (desde eritemas a vesículas y pústulas) en ocasiones fuertemente pruriginosas y dolorosas con intensa sensación de quemazón. Los síntomas de la ingestión son dolor abdominal abrasador, irritación de boca y garganta, vómitos, entre otros.

Tratamiento:

Existen dudas acerca de si el tratamiento debe ser o no muy enérgico. Si se ha ingerido más de una o dos hojas debe de procederse a la emesis o realizar un lavado gástrico. Hay que adoptar medidas sobre todo sintomáticas.

Las lesiones de la mucosa bucal requieren cura tópica mediante lavado con suero fisiológico y aplicación de antisépticos de acción local. Las lesiones cutáneas requieren cuidados higiénicos. En las lesiones pruriginosas se utilizaran pomadas o emulsiones de corticoides (después de aplicar una solución de permanganato de potasio al 1/10.000) o antihistamínicos por vía oral.

Nombre Científico: *Euphorbia lactea Haw.*

Nombre común: Cardón (Figura 8)

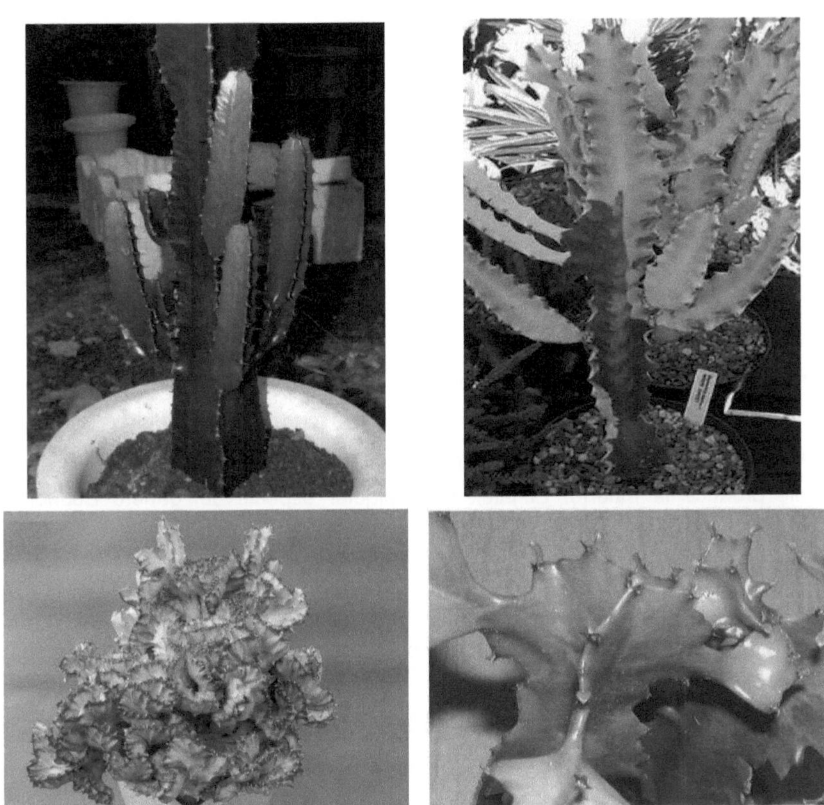

Figura 8. Cardón

Aspectos botánicos:

Es una planta nativa de los trópicos del Viejo Mundo y establecida en Cuba desde hace muchos años.

Es un arbusto cactiforme, muy ramificado, color verde oscuro , espinoso, con jugo lechoso, de 2 a 5 metros de alto; ramas triangulares, gruesas y carnosas, con caras de 3 a 6 cm de ancho, plano-convexas y los ángulos repandodentados, comprimidos en el margen; espinas cortas, gruesas, divergentes, de 4 a 6 mm de largo. Hojas estípulas representadas por espinas o diminutas brácteas caducas. Inflorescencias en cimas laterales o terminales, subsésiles, con pocas flores o con flores solitarias, involucros subtendidos por bracteolas dilatadas; glándulas del involucro enteras, no apendiculadas. Cápsulas gruesas; semillas sin carúncula.

Toxicología:
Al igual que otras euphorbias, la Euphorbia lactea Haw posee un látex (jugo lechoso) muy irritante, cáustico y necrosante principalmente en el tallo, que, si hay contacto de este con los ojos, puede producir ceguera.

Cuadro clínico:
La ingestión o masticación de alguna parte de esta planta puede causar lesiones de la mucosa bucal, faríngea, esofágica y gástrica con el consiguiente dolor retroesternal y abdominal, disfagia, sialorrea, náuseas y vómitos (riesgos de deshidratación en niños). Raramente produce la muerte. El látex de cualquier especie del género Euphorbia, es cáustica y un purgante drástico enérgico.
El contacto del látex con la piel da lugar a lesiones irritativas (desde eritemas a vesículas y pústulas) en ocasiones fuertemente pruriginosas y dolorosas con intensa sensación de quemazón. En niños debido al prurito, pueden presentarse infecciones secundarias de la piel por rascado.
El contacto del jugo lechoso (látex) con los ojos puede producir conjuntivitis o lesiones corneales con pérdida parcial de la visión que puede evolucionar a ceguera.

Tratamiento:
Existen dudas acerca de si el tratamiento debe ser o no muy enérgico. Si se ha ingerido más de una o dos hojas debe de procederse a la emesis o realizar un lavado gástrico. Hay que adoptar medidas sobre todo sintomáticas.
Las lesiones de la mucosa bucal requieren cura tópica mediante lavado con suero fisiológico y aplicación de antisépticos de acción local. Las lesiones cutáneas requieren cuidados

higiénicos. En las lesiones pruriginosas se utilizaran pomadas o emulsiones de corticoides (después de aplicar una solución de permanganato de potasio al 1/10.000) o antihistamínicos por vía oral.

Nombre Científico: *Comocladia dentata* Jacq.

Nombre Común:

Guao, Guao de sabana, Guao hediondo, Guao prieto, Guao real. (Figura 9)

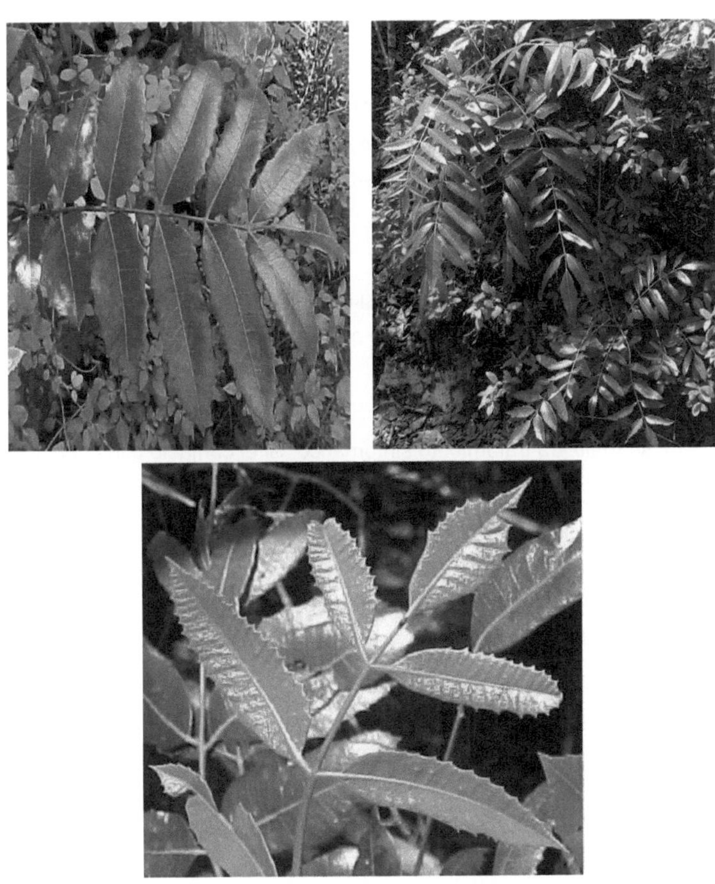

Figura 9. Guao. *Comocladia dentata* **Jacq**

Aspectos Botánicos:

Arbusto o árbol de hasta 12 m, lechoso, ramas puberulas; foliolos de 7-8 pares, coriáceos, de aovados a oblongos, de 3-10 cm de largo y 2.5-3 cm de ancho, agudos en el ápice, oblicuamente redondeados en la base, reticulados y pubescentes en el envés, panojas de 20-25 cm de largo, flores sentadas en glomérulos; cáliz de lóbulos semiorbiculares; drupas ovoideas, obtusas, lampiñas, de 7-8 mm.

Toxicidad:

Presencia en la planta de un jugo muy cáustico, que puede emplearse en lugar del nitrato de plata para destruir verrugas. De primera intención solo deja sobre la piel una mancha como tinta o de nitrato de plata, la que después se convierte en una quemadura que forma ampolla. Se han visto casos en que basta sentarse a la sombra del árbol para que se produzca inflamación de la piel. El látex es irritante severo de, las mucosas del tracto digestivo.

Cuadro Clínico:

El látex es un irritante severo de la mucosa gastrointestinal. Posee un efecto cáustico que produce: Quemaduras, exantemas y vesículas en la piel.

Tratamiento:

De forma general se realizará tratamiento sintomático. Si el contacto con la planta es a través de la piel pues se deberán tratar las lesiones dermatológicas que puedan aparecer tras el contacto con esta planta. En el caso de que ocurriera una ingestión de la misma, se deben administrar protectores de la mucosa gástrica como leche, aceite de linaza, aceite mineral etc. Por otra parte, deben emplearse antihistamínicos, así como medicamentos para las quemaduras según el grado de estas. En el caso que exista infección se deberán emplear antibióticos.

Toxicidad Cardiovascular

Nombre Científico: Nerium oleander L.

Nombres comunes:

Adelfa, nerio, aloendro, baladre, nerio, loendro, eroitzorri (Figura 10)

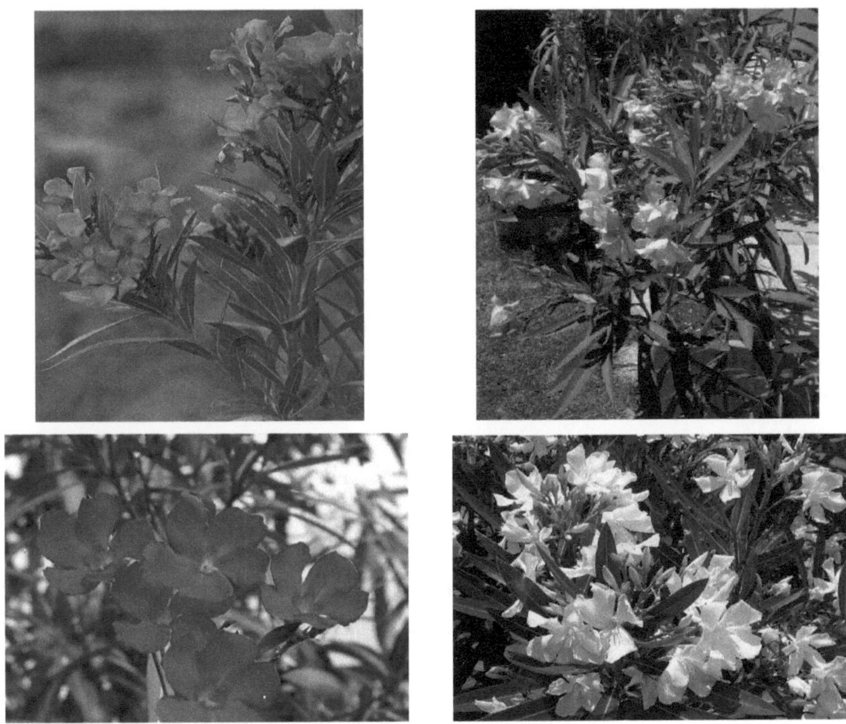

Figura 10. Adelfa. *Nerium oleander L*

Aspectos botánicos:

Pertenece a la familia de las Apocináceas. Es un arbusto silvestre espontáneo, perennifolio, de 8m de altura de color verde y con hojas lanceoladas duras (como el cuero) que nacen una frente a la otra y de tres en tres. Sus flores dispuestas en la extremidad de las ramas son grandes, de color rosa más o menos fuerte y en ocasiones blancas. Su fruto es una cápsula alargada y pendular.

Crece espontáneamente en las orillas de las corrientes de agua y también en los causes secos. Se cultivan en parques y jardines así como en ambientes interiores como planta ornamental. Habita en toda la isla.

Toxicología:

Contiene en todas sus partes (pero especialmente en las hojas, flores y corteza) un principio activo muy tóxico, la folineurina (también llamada merina u oleandrina), glucósido cardioactivo cristalizable tres veces más activo que la Digitoxina. Por hidrólisis, la folineurina se escinde en oleandrigenina (que posee una actividad farmacológica más activa que la digital purpúrea y lanata) y en otros principios activos de acción aun no bien conocida tales como la rosagenina, neriina D, neriina F, cortenerina, etc.

Se trata de una especie muy venenosa. La masticación de las flores o incluso solo el acto de chuparla puede producir la intoxicación. Se han relatados cuadros clínicos al ingerir agua contaminada con sus flores u hojas. Las hojas son estornutatorias y al ser masticadas pueden producir aftas bucales. Por las consecuencias que entrañan resulta peligroso plantar ejemplares de esta especie en los jardines públicos y al alcance de los niños.

Cuadro clínico:

El cuadro tóxico se indica con una serie de manifestaciones gastrointestinales: náuseas, vómitos, dolores abdominales y diarrea mucosanguinolenta. A la vez también pueden presentarse trastornos neurológicos (que pueden preceder o aparecer de forma simultánea con los trastornos cardiacos) como estupor, alteraciones del equilibrio, midriasis, somnolencia y coma.

Los trastornos cardiacos son semejantes a los observados en la intoxicación digitálica (trastornos del ritmo cardiaco, bloqueos, extrasístoles y fibrilación auricular o ventricular). La muerte puede producirse por un paro cardiaco en sístole.

Tratamiento:

En un principio debe procederse a la identificación de la planta objeto de la intoxicación. Los trastornos digestivos son tributarios de tratamiento sintomático (antiespasmódicos, etc.), teniendo más interés si la ingesta es reciente (menos de 4 horas).

El lavado gástrico o la administración de un emético, debido a las propiedades irritantes de la planta, siempre deberá realizarse por personal especializado. Lo mismo puede decirse de los trastornos hidroelectrolíticos (en ocasiones de carácter grave). El carbón activado administrado al finalizar el vaciamiento gástrico puede ayudar a neutralizar el resto del tóxico del tubo digestivo. El tratamiento de los trastornos cardiacos dependerá del trazado electrocardiográfico y deberá llevarse a cabo en un centro hospitalario por personal especializado. Hay que controlar la potasemia. Debe valorarse la administración de atropina (para contrarrestar la bradicardia) y de fenitoína (resulta eficaz en los efectos de la conducción atrioventricular). La hemoperfusión y la hemodiálisis son ineficaces. No olvidar aquellas medidas destinadas al mandamiento de las funciones vitales. El pronóstico es serio.

Nombre Científico: *Casabela Thevetia* L

Nombres comunes:

Cabalonga, covadonga, cobalonga, codo del fraile, chirca, naranjo amarillo, narciso amarillo, yoyote, yoyotli, campanilla, caballon, chilca, cabalongo, campanilla muerta, chilindrón, amancay, aje de monte, castanete, pepa de cruz, lengua de gato, retama, camache, carouche, noix de serpent; luckynut, milk tree, trumpet-flower, yellow oleander (Figura 11).

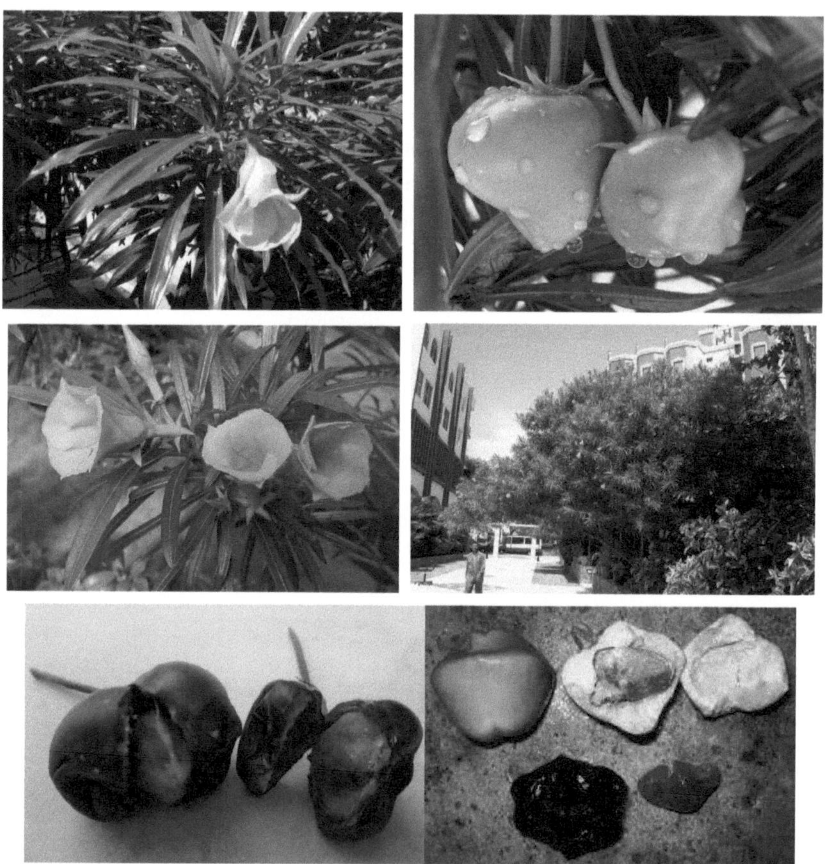

Figura 11. Covadonga. *Casabela Thevetia* L

Aspectos botánicos:

Pertenece la familia de las <u>Apocinaceas</u>. Es un arbusto o arbolito hasta de 10 m de alto, lampiño, en todas sus partes, las ramillas más bien robustas, cubiertas densamente de hojas. Hojas alternas, lineales, de 7 a 15 cm. de longitud, y de 5 a 10 mm. de ancho, estrechamente a ambos lados (extremos), color verde brillante, y lustrosas en la cara superior, más bien mate en la inferior, el nervio central prominente, la nervación lateral oscura. Cáliz 5- partido multiglandular interiormente en la base, los segmentos como de 7 mm. de largo, lanceolado-aovados, acuminados. Corola amarilla de 7cm. de largo, funeliforme, con el tubo más corto que el limbo, cilíndrico en la parte inferior, portando escamas pelosas, en la parte superior por dentro, expandido abruptamente en un cuello en forma de campana, y los 5 anchos lóbulos sinistrosos. Estambres insertos con las escamas en el extremo superior del tubo, saco de antenas no apendiculares. Disco nulo ovario 2 lobado, estilo filiforme, estigma discoideo, su pequeña punta 2-lobada, óvulos 2 en cada cavidad del ovario. Fruto, una drupa triangular comprimida de 3 a 4 cm. de ancho con 2 cm. de alto, y de 1 a 1,5 cm. de grueso, casi truncada. Semilla con una gruesa testa y sin endospermo.

Es un arbusto bastante común en jardines y parques. En algunas poblaciones del interior se le siembra como árbol de avenidas. A veces lo hemos visto en el interior al parecer silvestre. Existe además en México, la Florida, las Antillas Mayores, algunas de las menores y en la América Tropical Continental. Abunda en Las Villas.

Tiene como propiedades el ser Febrífuga, catártica, emetodrástica, antiartrítica, para conciliar el sueño, el látex cura la sordera, la sarna, las úlceras, calma dolores de muela, para resolver los tumores y cura hemorroides.

Toxicología:

La *Cascabela Thevetia* contiene los heterósidos thevetina (la que a su vez contiene canogenina, tevetosa y gentibiosa) y la tevetina B (digitoxenina, gentiobiosa, tevetosa y nerufolina), tevefolina, acetunerufolia y tevenerima. Las raíces contienen también penoides y acetato de B-amirina, en las hojas se han encontrado neriantina y elas tevetinas A y B; Tanto la tevetina como la teversina, son dos enérgicos venenos narcóticos, no sin omitir la presencia de glucósidos cardiotónicos en todas las partes de la planta.

Todas las partes de la planta son tóxicas, pero las semillas y el látex concentran la mayor cantidad de metabolitos tóxicos, como glicósidos cardiotónicos (cerebrina y la tevetina) con efectos similares a la digitalina y heterósidos, de los cuales los más importantes son la tevetina A y la B. La tevetina A contiene canogenina, tevetosa y gentiobiosa y la tevetina B, digitoxenina, gentiobiosa, tevetosa y nerifolina. El látex es rico en terpenoides y acetato de bamirina; en las hojas se ha encontrado neriantina y en las flores frescas, quercitina y kaempferol.

Aunque, por parte de la población, esta planta, tiene atribuidos varias acciones farmacológicas para tratar diversas afectaciones, dentro de ellas afecciones catarrales y otras atribuidas a decocciones de sus semillas previamente secadas y molidas; es válido aclarar que la literatura la reporta por todos sus metabolitos, como una planta tóxica; la cual, al ser ingerida cualquiera de sus partes u órganos, puede llevar a la muerte del paciente.

Cuadro clínico:

En el envenenamiento por esta planta se observa bradicardia, presión arterial baja, vómitos abundantes, diarrea inconstante y el electrocardiograma muestra alteraciones correspondientes a los glucósidos cardiacos, es decir, alteraciones en la configuración de la onda T reflejando el aumento del ritmo de repolarización del potencial de acción de las células cardiacas; el intervalo PR se prolonga a causa del aumento del tiempo de conducción aurículo-ventricular; después el marcapaso del corazón se desplaza desde el nódulo seno auricular al nódulo AV, confundiendo la onda P con el complejo QRS ventricular, algunas veces se produces extrasístoles ventriculares con complejos QRS más anchos pudiendo estar invertidos; extrasístoles seguidos de latidos ventriculares ectópicos; finalmente los complejos ventriculares pueden degenerar dando paso a la fibrilación.

Tratamiento:

En un principio debe procederse a la identificación de la planta objeto de la intoxicación. Los trastornos digestivos son tributarios de tratamiento sintomático, deben tratarse con antiespasmódicos, luego debe realizarse lavado gástrico o la administración de un emético, para así eliminar los restos de la planta o semillas ingeridas que puedan quedar y descartar de esta forma nuevas absorciones del tóxico, siempre deberá realizarse por personal especializado; lo mismo puede decirse de los trastornos hidroelectrolíticos. El carbón activado administrado al finalizar el vaciamiento gástrico puede ayudar a neutralizar el resto del tóxico del tubo digestivo. El tratamiento de los trastornos cardiacos dependerá del trazado electrocardiográfico y deberá llevarse a cabo en un centro hospitalario por personal especializado. Hay que controlar la potasemia (soluciones de KCl). Debe valorarse la administración de atropina (para contrarrestar la bradicardia) y de fenitoína (resulta eficaz en los efectos de la conducción atrioventricular).

Nombre Científico: Digitalis purpurea.

Nombres comunes:

Digital purpúrea, dedalera, digital, guantera. (Figura 12)

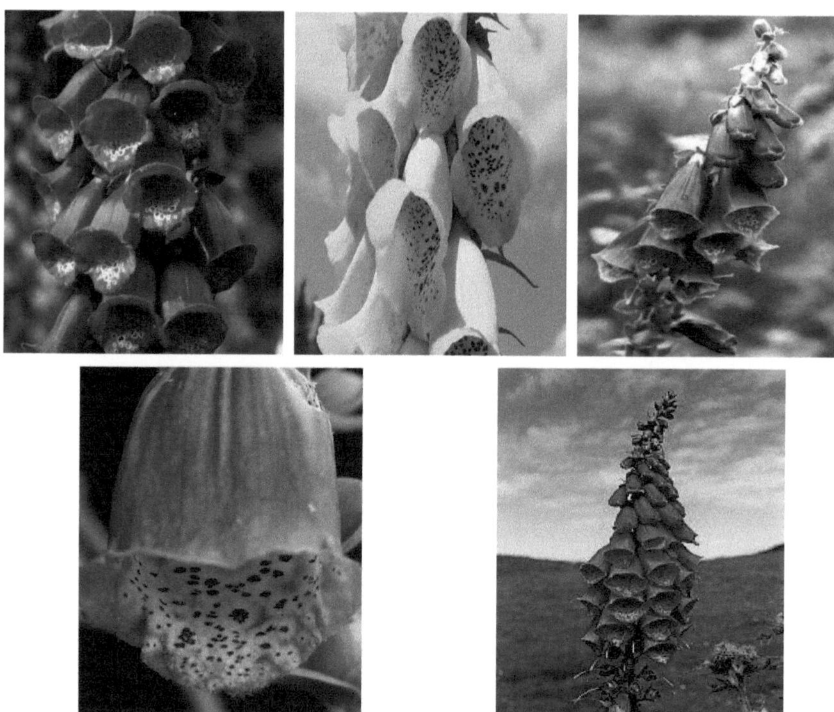

Figura 12. Digital. Digitalis purpurea

Aspectos botánicos:

Pertenece a la familia de las Escrofulareáceas. Es una planta herbácea bienal (aunque su rizoma florece durante 2 o 3 años). Sus hojas de color verde oscuro son alternas, lanceoladas, muy grandes (30-35 cm de longitud por 5-10 cm de ancho), de sabor amargo y despiden un olor nauseabundo al ser frotadas. Sus flores son grandes (de hasta 5 cm de longitud) son hermosas, de color púrpura claro o rosadas (rara vez blancas con manchas rojas) y están dispuestas en racimos largos en forma de dedo de guante (de ahí su nombre: digital). Su tallo florífero es vertical, de color verde oscuro y alcanza hasta 2 metros de altura. Su fruto es una cápsula septicida con dos valvas que contienen numerosas semillas de color pardo amarillento.

Se encuentra repartida en los bosques claros, zonas recién taladas. En muchos lugares se cultiva en los jardines como planta ornamental.

Toxicología:

En todos los órganos de la planta (hojas, tallos y semillas) contienen una serie de glucósidos de acción acumulativa. Su toxicidad no disminuye por la desecación o ebullición. Los glucósidos pueden diferenciarse en dos grupos: los inactivos sobre el miocardio como la digitonina (abundante en las semillas), digina, diginina y digitogenina; y los cardioactivos como la digitalina que a su vez se compone de digitoxina, gitoxina y gitalina. La dosis mortal se ha calculado en 2-3g para polvo de digital y 3-5 mg para la digitoxina.

Cuadro clínico:

Las principales manifestaciones cardíacas de la intoxicación digitálica se caracterizan por pulso bigeminado, trigeminado, extrasístoles ventriculares que al hacerse más numerosas el pulso lento (típico de la impregnación digitálica) sea sustituido por una creciente aceleración con ritmo desordenado. El Electrocardiograma muestra un descenso de la onda ST. En este período aparecen fibrilación auricular, disociación aurícula-ventricular, taquicardia paroxística, arritmia sinusal y pulso alternante. Finalmente aparece una fibrilación ventricular o un paro cardíaco en sístole.

Las manifestaciones gastrointestinales de esta intoxicación se caracterizan por la aparición de anorexia, náuseas, vómitos, sialorrea, intolerancia gástrica, diarrea (que aparece en casos de lesiones previas del colon como colitis ulcerosa o diverticulitis) y dolores abdominales.

Entre las manifestaciones generales y neurológicas hay que citar las cefaleas, parestesias, alteraciones visuales (fotofobia, visión borrosa, midriasis, xantopsia), delirio, alucinaciones nocturnas, palidez, angustia, adinamia, entre otras.

Sin embargo, la sintomatología más frecuente en esta intoxicación es la caracterizada por náuseas, vómitos de color verde (si hubo ingestión de hojas), diarreas, sudoraciones, disnea, cianósis, bradicardia, luego taquicardia, arritmias, estrasístoles, alteraciones típicas del electrocardiograma (descenso de la onda ST), hipotensión, colapso, oliguria, anuria y elevación de la urea.

La muerte puede sobrevenir a los 2-4 días y ser debida a una fibrilación ventricular. En el niño se produce estupor e incluso estado de coma.

Tratamiento:

El tratamiento, una vez que se ha llevado a cabo la identificación de planta, consiste en la evacuación gástrica activa del tóxico mediante la provocación del vómito y el lavado gástrico con una sonda de suficiente calibre, para que puedan salir los fragmentos ingeridos de la planta (antes de las 4 horas postingestión) Puede darse carbón activado al finalizar el lavado, con el suministro de un catártico, para así contribuir a la salida total del tóxico del organismo. Deberá prescribirse reposo absoluto.

El potasio se considera uno de los agentes más efectivos en las arritmias de origen digitálico (taquicardia ventriculares o auriculares con bloqueo). Debe emplearse con cautela y ser administrado por vía intravenosa cuando sus niveles sanguíneos sean bajos.

En caso de bradicardia sinusal y fibrilación auricular con bradicardia puede administrarse Atropina (bajo riguroso control), 0,01 mg/kg por vía intravenosa o subcutánea cada 4 horas. La Fenitoina es eficaz en los defectos de conducción atrioventricular.

En caso de presentarse una taquicardia ventricular que no responda a la administración de potasio, puede emplearse la procainamida por vía intramuscular a dosis de 5 mg/kg cada 4-6 horas, con cautela, pues puede provocar hipotensión o empeorar la taquicardia. El EDTA sódico, según ciertos autores, puede ser de alguna eficacia al producir hipocalcemia que disminuya la acción tóxica digitálica. La hemoperfusión y la hemodiálisis son ineficaces.

La administración de anticuerpos antidigitálicos solo está indicada en casos de hiperpotasemia refractaria a tratamiento habitual o si se presentan trastornos de la conducción con repercusión hemodinámica. El pronóstico de la intoxicación digitálica es serio, puesto que puede producirse la muerte por fibrilación o paro cardíaco en sístole.

Toxicidad Digestiva

Nombre Científico: *Ricinus communis* L.

Nombres comunes:

Catapucia o catapucia mayor, ricino, higuera infernal, ricí, figuera infernal, erva dos garrapatos, akain-belarr. (Figura 13)

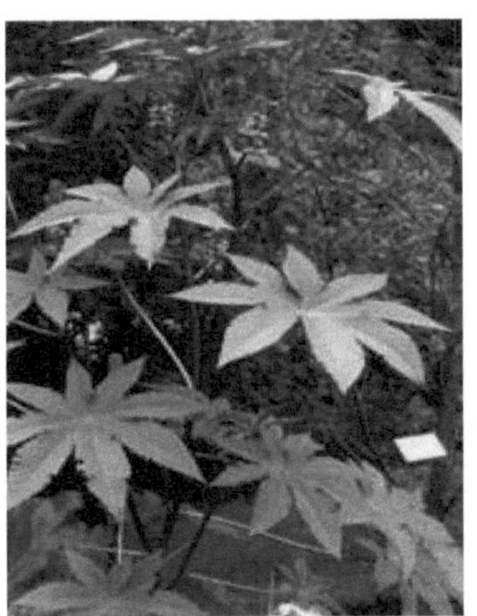
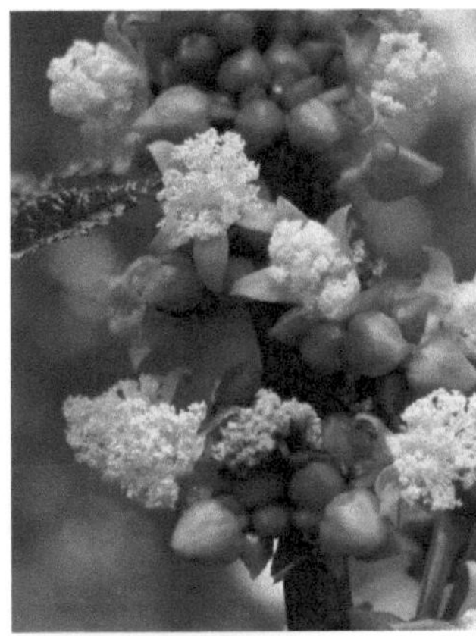
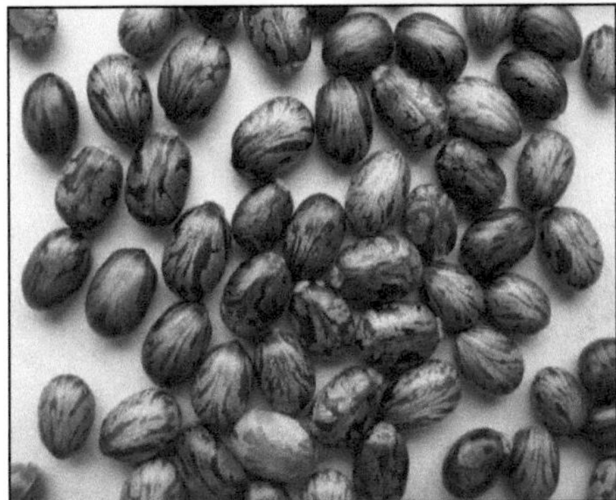

Figura 13. Ricino, Ricinus *communis* L

Aspectos botánicos:

Pertenece a la familia de las Euforbiáceas. Se trata de una planta anual, en algunos casos, arbórea, de 3-6 m de altura que nace de forma espontánea. Posee un tronco ramoso con tallos superiores verdes o rojizos de hojas grandes y brillantes. Las flores son arracimadas de color rojo (las masculinas en la parte baja y las femeninas en la parte alta). Los frutos son cápsulas espinosas, casi esféricas, de color verde o rojizo que cobijan en su interior tres semillas (del tamaño de una cereza) de color castaño o pardo más o menos oscuro con zonas claras (aspecto atigrado o marmóreo típico) ligeramente aplanadas en una de sus caras y umbilicadas en la punta. Los frutos estallan cuando están maduros y lanzan sus semillas por el suelo. Las formas cultivadas poseen caracteres un poco diferentes.

Se cultiva para extraer el aceite de sus semillas y como planta ornamental en parques y jardines (aunque la especie cultivada tiene ciertos caracteres un poco diferentes).

Toxicología:

La semilla contiene una toxalbúmina o fitotoxina que se conoce con el nombre de ricina (polvo blanco inodoro de gran acción tóxica) que representa el 3 % de su peso y un cuerpo cristalino nitrogenado llamado ricina (no tóxico) que posee algunas de las características de los alcaloides.

En la semilla se ha demostrado la existencia de un factor alergizante, indicios de riboflavina y también de ácido nicotínico.

El aceite extraído de las semillas no contiene ricina, ya que en la extracción ésta se queda en la torta (subproducto o residuo tan venenoso como las semillas); por estas propiedades tóxicas se utiliza como fertilizante o en la fabricación de plástico.

Los principales componentes del aceite son éteres glicéridos del ácido ricinoléico (catártico muy difundido), de amplia viscosidad, razón por la que se utiliza como lubricante. Los aspectos tóxicos de la planta varían según su contenido de ricina.

Las semillas son mucho más activas que el aceite y producen una intoxicación más seria masticadas que tragadas enteras (debido a que poseen una cutícula celulósica protectora que impide que se libere la toxalbúmina). Como dosis letal se señala la ingestión de 6 semillas.

Cuadro clínico:

Aunque los primeros síntomas de esta intoxicación pueden presentarse en los primeros 45 minutos de la ingestión de las semillas, normalmente no aparecen hasta 10 o 12 horas después y se caracterizan por vómitos intensos seguidos de diarrea mucosanguinolenta (con aspecto de agua de arroz) y dolores abdominales. Todo ello se acompaña de astenia, sed intensa, sequedad de las mucosas, hipotermia, taquicardia y oliguria. Trastornos neurológicos como vértigos, somnolencia y coma preceden al óbito del intoxicado. Debido a los trastornos hidroelectrolíticos pueden presentarse tanto lesiones tubulares como una insuficiencia renal aguda (de mal pronóstico). Se han descrito casos de mielósis hiperplásica seguida de anemia hemolítica, neutropenia o eosinofilia.

Con la ingestión de aceite de ricino, por acción de la lipasa pancreática, el ácido ricinoléico se saponifica y forma ricinoleatos de propiedades citolíticas, que al actuar sobre la mucosa intestinal producen intensa irritación de la misma con la consecuente diarrea (en un principio acuosa y posteriormente mucosanguinolenta), que se acompaña de dolores abdominales, deshidratación y trastornos circulatorios de carácter grave.

En caso de inhalación y por el factor alergénico contenido en las semillas puede aparecer conjuntivitis, coriza alérgica e incluso crisis de asma bronquial. Han sido descritos cuadros de edema angioneurótico y urticaria después de masticar semillas de ricino.

Tratamiento:

En un principio debe identificarse la planta objeto de la intoxicación. A continuación, debe procederse a la evacuación gástrica activa del tóxico mediante el lavado gástrico con gran cantidad de agua y mediante una sonda de cierto calibre (a pesar de los vómitos que deben ser respetados). El carbón activado administrado a continuación del lavado gástrico ayuda a neutralizar el tóxico residual del tubo digestivo. Los trastornos gastrointestinales deben ser corregidos con antiespasmódicos, antieméticos (metoclopramida) y astringentes (carbonato de calcio). Los trastornos hidroelectrólitos pueden corregirse mediante sueros glucosalinos, sangre o plasma (tratamiento sintomático). No debe olvidarse llevar a cabo aquellas medidas destinadas al mantenimiento de las funciones vitales.

Las lesiones cutáneas de naturaleza alérgica deben ser tratadas con soluciones antisépticas y corticoides.

Nombre Científico: *Capsicum annuum*

Nombres comunes:

Pimientos de adorno, Pimientos enanos, Pimiento ornamental, Ají decorativo. (Figura 14)

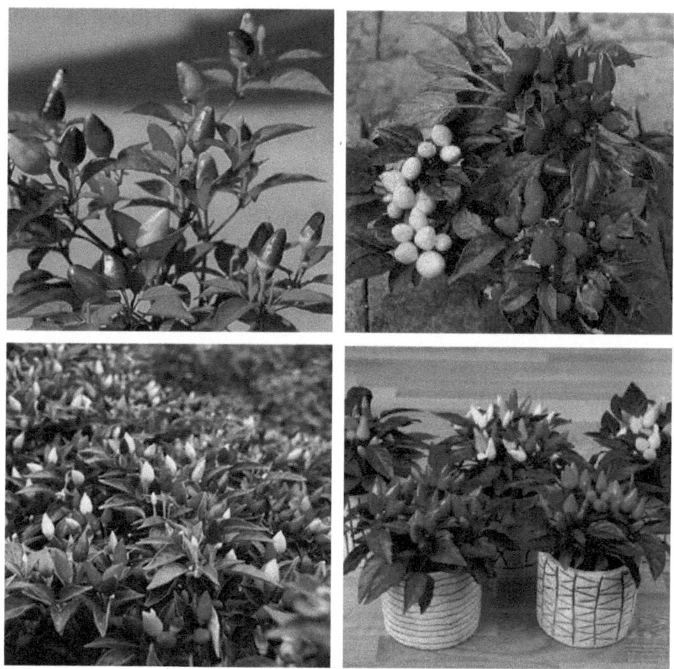

Figura 14. Pimiento ornamental. *Capsicum annuum*

Aspectos botánicos:

Pertenece a la familia de las Solanaceae de origen en el Centro y Suramérica; y en el este de Asia. Es una planta anual que muere tras la fructificación, de altura: 20-40 cm, tallos leñosos y recurvados, follaje denso y verde brillante; hojas estrechas, lanceoladas, con nervios marcados. Su porte es arbustivo y compacto. Su floración ocurre al final de la primavera aparecen pequeñas flores solitarias en las axilas foliares; en otoño-invierno pequeños frutos puntiagudos (pimientos) erectos Los frutos (pimientos) se mantienen en la gama de los colores amarillos, naranjas y rojos en otoño-invierno. Existen numerosos híbridos procedentes del cruce entre Capsicum annuum y Capsicum frutescens. En los últimos años han aparecido nuevas variedades procedentes de Suramérica, con frutos de color violeta, blanco y negro.

Su uso es ornamental se puede encontrar en jardines, balcones e interiores luminosos. Los Frutos no son comestibles.

Toxicología:

La savia es muy irritante y los frutos tóxicos por ingestión; contienen Capsicina (excitante y rubefaciente).

Cuadro clínico:

Por la ingestión de los frutos se produce irritación de las mucosas y vía gastrointestinal, quemazón producida en los labios, boca y partes sensibles de la piel, sialorrea, ardor intenso, trastornos gastrointestinales como náuseas, vómitos, diarreas, dolores abdominales, entre otros. Además, puede provocar disuria, hipertermia y lagrimeo

Puede provocar lesiones en la piel por contacto directo.

Tratamiento:

El tratamiento, una vez que se ha llevado a cabo la identificación de planta, consiste en la evacuación gástrica activa del tóxico mediante la provocación del vómito y el lavado gástrico con una sonda de suficiente calibre, para que puedan salir los fragmentos ingeridos de la planta; todo ello con sumo cuidado, en virtud de los efectos irritantes de la planta. Puede darse carbón activado al finalizar el lavado, con el suministro de un catártico, para así contribuir a la salida total del tóxico del organismo. Los trastornos gastrointestinales son tributarios de antiespasmódicos y antidiarreicos. Debe mantenerse el equilibrio hidroelectrolítico (tratamiento sintomático) y realizar una asistencia respiratoria constante (mantenimiento de las funciones vitales).

Nombre Científico: Lantana camara L.

Nombres comunes:

Verbena falsa, salvia roja, salvia salvaje (Figura 15).

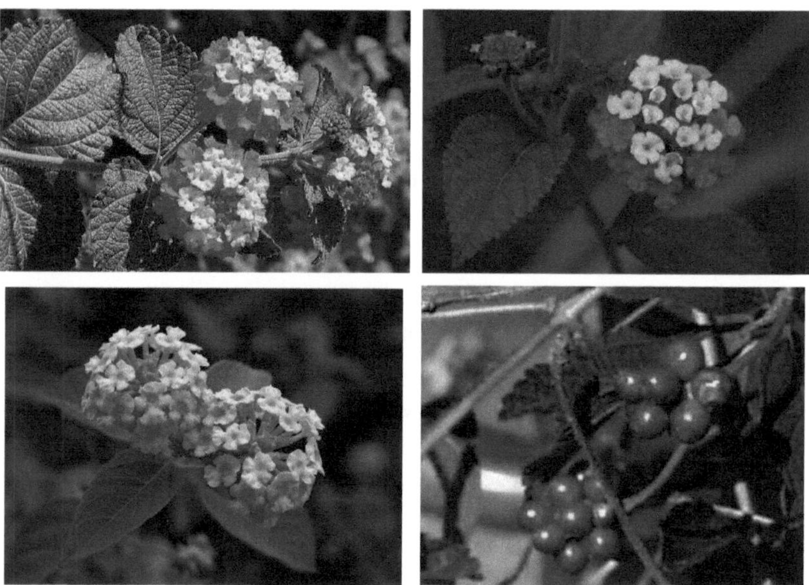

Figura 15. Vervena Falsa. Lantana cámara L

Aspectos botánicos:

Es un pequeño arbusto perenne perteneciente a la familia de las Verbenáceas. Sus tallos poseen pequeñas espinas y sus hojas al ser frotadas desprenden un olor desagradable. Sus flores (que al principio son amarillas, luego naranjas y por último rojas) son tubulosas y sus frutos (de color verde antes de madurar) son redondos globulosos (de color azulado) y contienen una semilla única. Es fácil encontrarlo en parques, jardines públicos y escuelas.

Toxicología:

El principio activo existente en la planta (depende de su concentración, de las condiciones climáticas, región, etc.) es un terpenoide policíclico (triterpenoide) denominado lantadena A (lantanino).

Cuadro clínico:

Los síntomas de la intoxicación aparecen después de horas de la ingestión y en un principio son exponente de un cuadro de irritación gastrointestinal (náuseas, vómitos y diarreas). Posteriormente se presenta letargo, respiración lenta y difícil, cianosis, midriasis, fotofobia, ataxia, hiporreflexia y coma. Se han señalado casos de muerte por colapso circulatorio. El cuadro agudo recuerda la intoxicación atropínica.

Tratamiento:

El tratamiento, una vez que se ha llevado a cabo la identificación de planta, consiste en la evacuación gástrica activa del tóxico mediante la provocación del vómito y el lavado gástrico con una sonda de suficiente calibre, para que puedan salir los fragmentos ingeridos de la planta. Puede darse carbón activado al finalizar el lavado, con el suministro de un catártico, para así contribuir a la salida total del tóxico del organismo. Los trastornos gastrointestinales son tributarios de antiespasmódicos y antidiarreicos. Debe mantenerse el equilibrio hidroelectrolítico (tratamiento sintomático) y realizar una asistencia respiratoria constante (mantenimiento de las funciones vitales).

Nombre Científico: *Hura Crepitans* L.

Nombres Comunes:

Salvadera, haba, habilla, catahua, ochoó, jabillo, jabilla, ceiba amarilla, solimán (Figura 16).

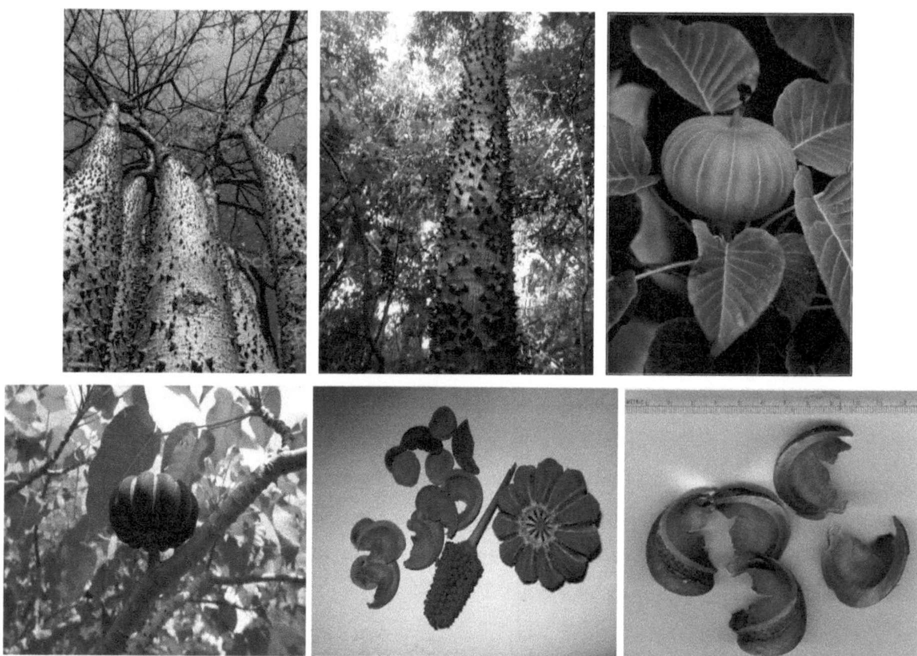

Figura 16. Salvadera. *Hura Crepitans* **L**

Aspectos botánicos:

Árbol perennifolio que puede alcanzar los 60 m de altura, su madera es pesada y compacta y sus raíces son bastante superficiales y con contrafuertes, como las de muchas especies forestales de la zona intertropical. El tronco está cubierto espinas, probablemente desarrolladas como mecanismo de defensa.

Las hojas ovadas y coriáceas alcanzan los 60 cm de ancho. Es una especie monoica, con flores rojas sin pétalos. Las masculinas surgen en largos racimos, mientras las femeninas surgen solitarias. El fruto es una cápsula similar a una pequeña calabaza de unos 5 a 8 cm de diámetro con dehiscencia explosiva. Los 16 carpelos radiales contienen semillas aplanadas de unos 2 cm de diámetro, encerradas entre dos pequeñas valvas curvas de madera muy dura. Estas semillas maduran al llegar la época de lluvias y al mojarse estallan, produciendo un ruido muy fuerte. Este estallido las puede catapultar a una velocidad de 70 m por segundo.

Es un árbol tóxico para los seres humanos; y pertenece a la familia de las euforbiáceas.

Toxicidad:

Contiene burina, principio acre, cristalizable, soluble en éter, ácido sulfúrico, alcohol y grasas, insoluble en agua. También se ha aislado un diterpeno carcinogénico, la huratoxina. En otras especies del género (hura polyandra baill.) Se ha reportado una lectina y un factor catártico.

Cuadro clínico:

Produce vómitos náuseas diarreas, sanguinolentas, trastornos dermatológicos, taquicardia, perdida de la visión, convulsiones y finalmente la muerte.

Tratamiento:

El tratamiento, una vez que se ha llevado a cabo la identificación de planta, consiste en la evacuación gástrica activa del tóxico mediante la provocación del vómito y el lavado gástrico con una sonda de suficiente calibre, para que puedan salir los fragmentos ingeridos de la planta. Puede darse carbón activado al finalizar el lavado, con el suministro de un catártico, para así contribuir a la salida total del tóxico del organismo. Los trastornos gastrointestinales son tributarios de antiespasmódicos y antidiarreicos. Debe mantenerse el equilibrio hidroelectrolítico (tratamiento sintomático) y realizar una asistencia respiratoria constante (mantenimiento de las funciones vitales).

<h2 style="text-align:center">Nombre Científico: Jatropha curcas L.</h2>

Nombres Comunes:

Piñón de botija, piñón de tempate o jatrofa (Figura 17).

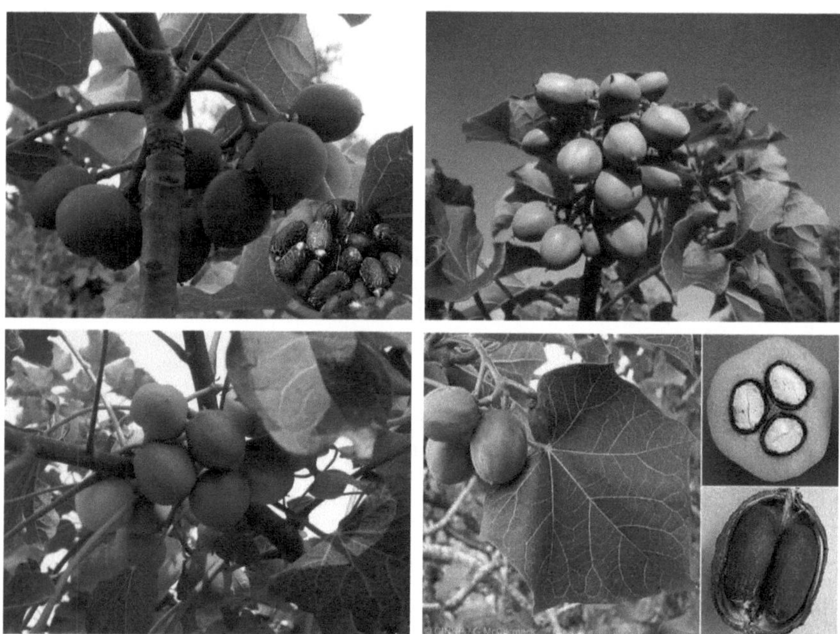

Figura 17. Jatrofa. *Jatropha curcas* L.

Aspectos botánicos:

Son arbustos o árboles, que alcanzan un tamaño de 1–5 m de alto; plantas monoicas. Hojas ovadas, a veces levemente 3–7-lobadas, 10–25 cm de largo y 9–15 cm de ancho, lobos agudos, base ampliamente cordada, glabrescentes en el envés; pecíolos 8–15 cm de largo, glabros, estípulas obsoletas. Dicasio terminal, 10–25 cm de largo; sépalos enteros; pétalos cohesionados, 5–6 mm de largo, hirsutos por dentro, verdosos o blanco-amarillentos; estambres 10, anteras 1–1.6 mm de largo; ovario glabro. Fruto ovoide a ligeramente 3-lobado, ca 3 cm de largo y 2 cm de ancho, carnoso pero finalmente dehiscente; semillas 15–22 mm de largo.

Toxicidad:

Contiene en sus semillas una fitotoxina conocida como curcina, la cual es altamente irritante. Contiene además factor 3 plaquetario y tres alcaloides en las semillas. Se encuentra dentro de las plantas que contienen lectinas.

Partes tóxicas: Hojas, raíces y tallos. Las intoxicaciones en el hombre se producen cuando se utiliza como purgante. Los niños pueden intoxicarse al ingerir las semillas como curiosidad. En general la planta completa es tóxica.

Cuadro Clínico:

Produce sensación de ardor en la boca y la garganta, náuseas, dolor abdominal, vómitos, diarreas, depresión, y colapso. Los alcaloides de las semillas producen hinchazón, desgranulación de los glóbulos blancos, adhesión y hemolisis de los glóbulos rojos de la sangre.

Tratamiento:

El tratamiento, una vez que se ha llevado a cabo la identificación de planta, consiste en la evacuación gástrica activa del tóxico mediante la provocación del vómito y el lavado gástrico con una sonda de suficiente calibre, para que puedan salir los fragmentos ingeridos de la planta. Puede darse carbón activado al finalizar el lavado, con el suministro de un catártico, para así contribuir a la salida total del tóxico del organismo. Los trastornos gastrointestinales son tributarios de antiespasmódicos y antidiarreicos. Debe mantenerse el equilibrio hidroelectrolítico (tratamiento sintomático) y realizar una asistencia respiratoria constante (mantenimiento de las funciones vitales).

Nombre Científico: *Vernicia fordii* Helsm.

Nombres comunes:

Nuez, Nogal, al Nogal, Nogal de la India, aceite chino (Figura 18).

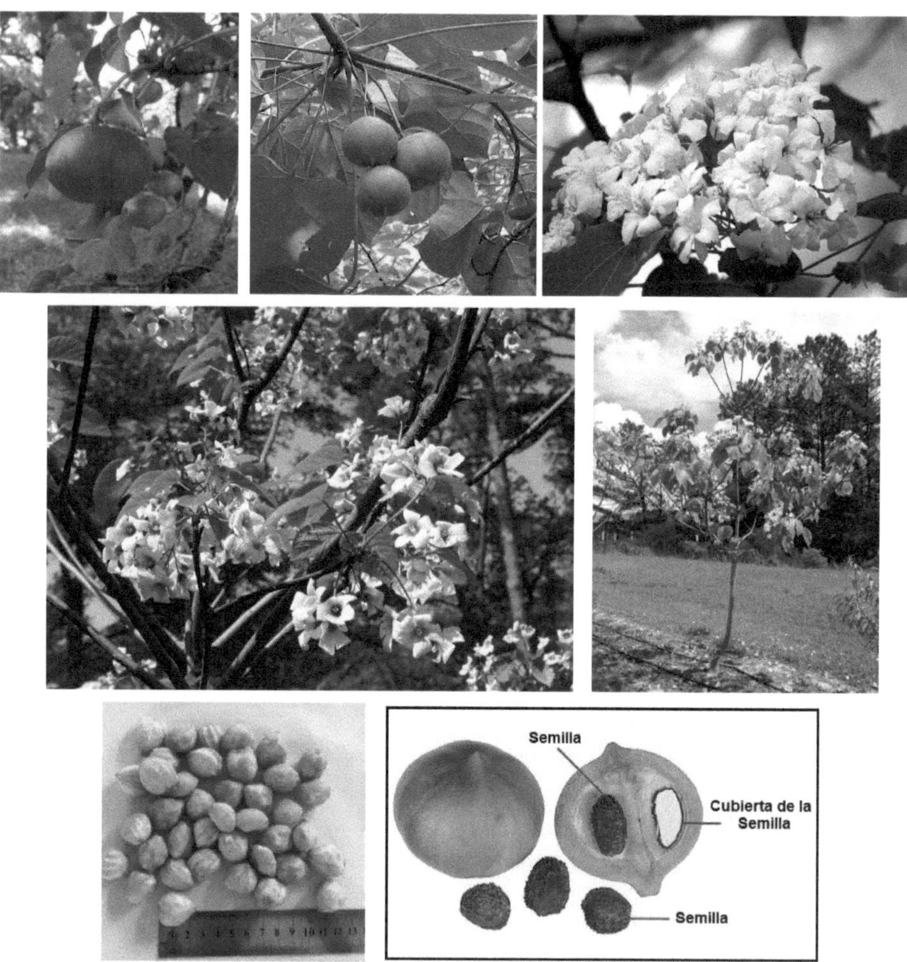

Figura 18. Nogal. *Vernicia fordii Helsm*

Aspectos botánicos:

Se trata de un árbol de pequeño a mediano tamaño, caducifolio que alcanza los 20 m de altura, con una propagación de la corona. La corteza es lisa y delgada, y brota látex si se corta. Las hojas son alternas, simples de 4,5-25 cm de largo y 3,5-22 cm de ancho, en forma de corazón o con tres someros lóbulos como el arce, son de color verde por el haz y por debajo, de color rojo con glándulas en la base de la hoja, tiene un peciolo de 5,5-26 cm de largo. Las flores tienen 25-35 mm de diámetro, de color rosa pálido, con cinco pétalos de color púrpura oscuro con vetas de color rojo o púrpura en la garganta, con flores monoicas individuales, ya sean masculinas o femeninas, que se producen en las inflorescencias. Las flores aparecen antes o con las hojas en el terminal. El fruto es una dura drupa en forma de pera de 4-6 cm de largo y 3-5 cm de diámetro, que contiene cuatro o cinco grandes semillas oleosas, inicialmente es de color verde, cada vez más de color marrón cuando maduran en otoño.

Toxicidad:

La especie contiene en sus semillas aleuritina cumarinolignoide y 5,6,7-trimetoxi cumarina, compuestos lactónicos y alcaloides .

Cuadro Clínico:

La ingestión del fruto de esta planta produce vómitos intensos seguidos de diarreas muco sanguinolentas, náuseas, dolores abdominales así como deshidratación y trastornos circulatorios de carácter grave. Los trastornos hidroelectrolíticos pueden traer consigo insuficiencia renal aguda.

Otros síntomas que pueden presentarse son trastornos dermatológicos, taquicardia, perdida de la visión, puede provocar convulsiones y finalmente la muerte.

Tratamiento:

El tratamiento, una vez que se ha llevado a cabo la identificación de planta, consiste en la evacuación gástrica activa del tóxico mediante la provocación del vómito y el lavado gástrico con una sonda de suficiente calibre, para que puedan salir los fragmentos ingeridos de la planta. Puede darse carbón activado al finalizar el lavado, con el suministro de un catártico, para así contribuir a la salida total del tóxico del organismo. Los trastornos gastrointestinales son tributarios de antiespasmódicos y antidiarreicos. Debe mantenerse el equilibrio hidroelectrolítico (tratamiento sintomático) y realizar una asistencia respiratoria constante (mantenimiento de las funciones vitales).

Nombre Científico: Cycas circinalis

Nombres comunes: Yuquilla, Palma alcanfor, Sagú reina, cica elegante o cica de hojas largas (Figura 19.).

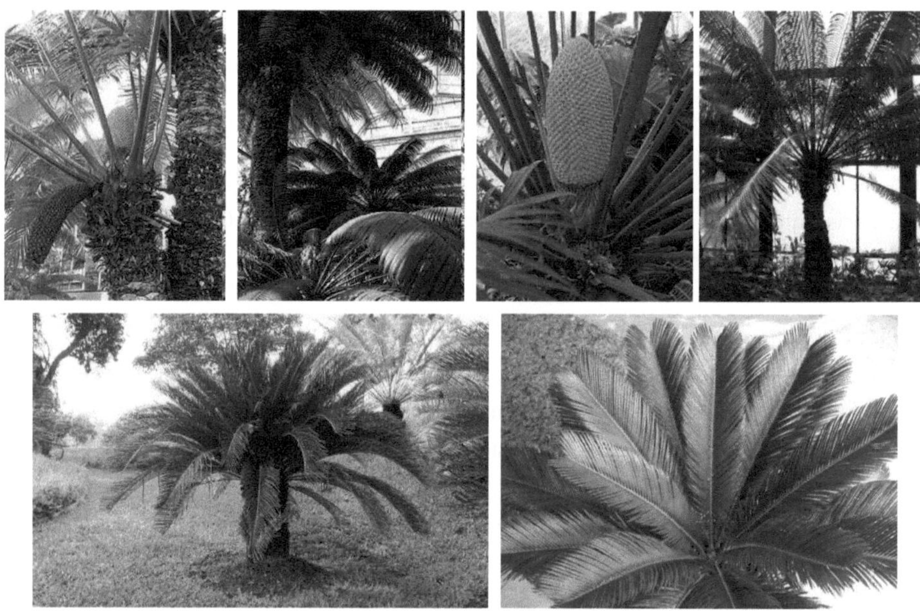

Figura 19. Yuquilla. Cycas circinalis

Aspectos botánicos:

Suelen ser de tronco único, aunque hay casos en que los tiene múltiples, alcanzando hasta unos 6 m de altura. Las hojas son pinnadas, de un color verde brillante, se reúnen en una corona al final del tronco y miden entre 1,5 y 2,5 m de longitud. Es una especie dioica, con los sexos separados en distintos pies de planta. Los ejemplares machos tienen una enorme piña de hasta medio metro de largo que portan millones de granos de polen. Las semillas son amarillas, y se sitúan en la parte apical del tronco en unas hojas modificadas o brácteas de color parduzco.

Toxicidad:

Las semillas son tóxicas por contener la neurotoxina Beta-metilamino-L-alanina y un glucósido llamado pakonia. La toxicidad de las semillas puede eliminarse remojando las estas en agua. El agua de la primera remojada puede matar a las aves, cabras, ovejas y cerdos.

Después de varios cambios de agua, las semillas se secan y se muelen como harina. La harina se utiliza para hacer tortillas, tamales, sopas y gachas. Es de alto valor medicinal.

Cuadro Clínico:

El cuadro clínico está basado fundamentalmente por manifestaciones gastrointestinales caracterizadas por náuseas, vómitos acompañados de cuadro de deshidratación y desequilibrio ácido básico.

Tratamiento:

El tratamiento, una vez que se ha llevado a cabo la identificación de planta, consiste en la evacuación gástrica activa del tóxico mediante la provocación del vómito y el lavado gástrico con una sonda de suficiente calibre, para que puedan salir los fragmentos ingeridos de la planta. Puede darse carbón activado al finalizar el lavado, con el suministro de un catártico, para así contribuir a la salida total del tóxico del organismo. Los trastornos gastrointestinales son tributarios de antiespasmódicos y antidiarreicos. Debe mantenerse el equilibrio hidroelectrolítico (tratamiento sintomático) y realizar una asistencia respiratoria constante (mantenimiento de las funciones vitales).

Toxicidad Respiratoria

Nombre Científico: *Dieffenbachia* spp.

Nombres comunes:

Caña muda, pita, pito, lotería, Galatea (Figura 20).

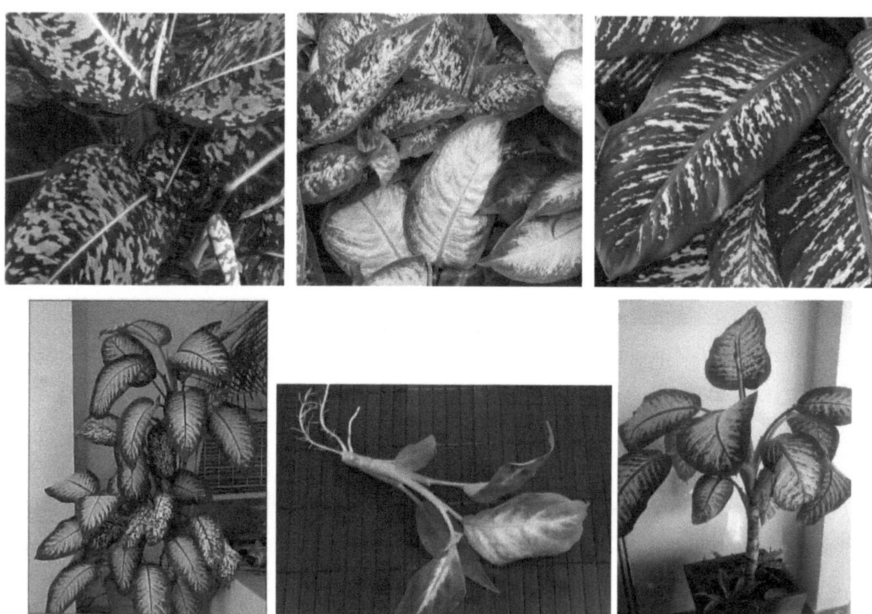

Figura 20. Caña muda. *Dieffenbachia* spp

Aspectos botánicos:

Pertenece a la familia de las Aráceas. Es una planta ornamental perennifolia con numerosas especies y variedades.

Puede alcanzar entre 3 m y 20 m de altura, dependiendo de la especie, con tallo erguido, hojas ovaladas o lanceoladas, discretamente asimétricas, de color verde oscuro, presentando las variegadas, manchas claras.

Toxicología:

Todas sus células contienen cristales puntiformes de oxalato de calcio (Figura 19), pero especialmente en unas células superficiales en forma de ampolla, donde los cristales de oxalato forman haces espesos que ocupan todo su interior. Estas células se comportan como aparatos eyectores, y la irritación o presión provoca la súbita expulsión de los cristales de oxalato, así como de ácido oxálico libre contenido también en las células. Se especula además sobre la posible existencia de substancias de acción histaminiforme y de enzimas proteolíticas.

También se admite la presencia de otros principios tóxicos (saponinas) y de un principio activo hipersensibilizante.

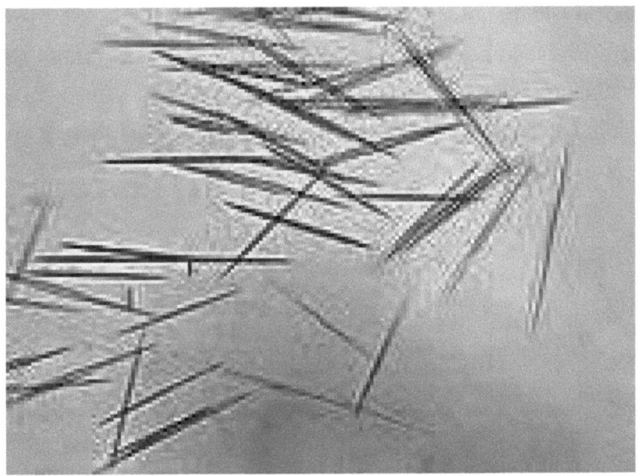

Figura 21. Cristales de oxalato de calcio Vista al microscopio.

Cuadro clínico:

La ingestión o masticación de cualquier parte de la planta da lugar a intensa irritación de la mucosa bucal, hiper sialorrea, náuseas, vómitos y gastroenteritis. La inflamación y el edema de los labios, lengua y paladar deja al intoxicado sin habla (de aquí el nombre caña del mudo). Hay que destacar que el edema agudo de la faringe y de las cuerdas vocales contribuye a la afonía y puede producir espontáneamente en los niños una grave obstrucción respiratoria. En el adulto se han descrito dolor retroesternal y necrosis esofágica.

El contacto del jugo lechoso de esta planta con los ojos (dedos contaminados) puede dar lugar a una intensa irritación, así como congestión, edema, foto fobia y lagrimeo.

Tratamiento:

El tratamiento de la intoxicación una vez que se ha identificado la planta, consiste en la puesta en práctica de medidas emetizantes y lavado gástrico, todo ello con sumo cuidado, en virtud de los efectos irritantes de la planta. El tratamiento sintomático incluye la administración de demulcentes (leche, aceite, hidróxido de aluminio o magnesio), antiespasmódicos y analgésicos. En casos graves pueden administrarse corticoides y antihistamínicos. La obstrucción respiratoria grave (debido a edema laríngeo) requiere en ocasiones, intubación endotraqueal o traqueotomía.

Otras plantas cuya ingestión puede producir los mismos síntomas que el filodendro son la Aglaonema conmutatum (aglaonema, Ananas como sus (anana), Montsera deliciosa (costilla de Adán) Anthurium scherzeranum (anturio), spathiphyllum walisii (espatifilo), Zantedeschia aethiopica (cala, lirio de agua).

Nombre Científico: Philodendron spp.

Nombres comunes:

Filodendro (Figura 22).

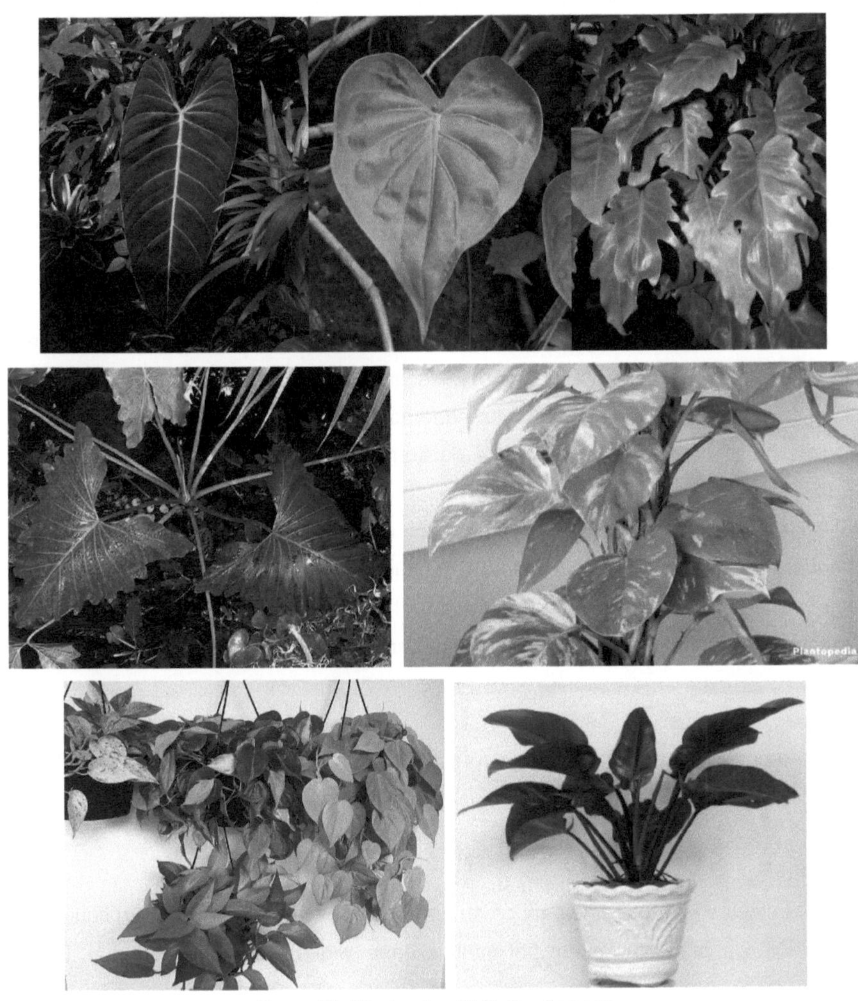

Figura 22. Filodendro. Philodendron spp

Aspectos botánicos:

Los Philodendron son arbustos o árboles pequeños, la mayoría de los cuales son capaces de trepar sobre otras plantas, o subir los troncos de otro árbol con la ayuda de raíces aéreas.

Las hojas son generalmente grandes, a menudo lobuladas o hendidas profundamente, y pueden ser más o menos pinnadas. Se presentan alternas en el tallo. El tallo floral se puede encontrar terminal en un vástago, o en una hoja axilar. Frecuentemente son plantas con perfumes fragantes. El color presenta varios tonos de verde, o bien verde jaspeado de blanco; con frecuencia son de color pardo orín o púrpura en el envés.

Las flores son insignificantes, reunidas en una inflorescencia cilíndrica envuelta en una espata en forma de cartucho que puede ser blanca, roja o amarilla.

La floración rara vez se produce en las especies cultivadas en casa, y es muy difícil indicar la época en que florecen, ya que ésta se halla condicionada por muchos factores, tales como edad de la planta, grado de luz y calor, etcétera.

Frutos en forma de baya carnosa; maduran sólo en invernadero o en los países de origen.

Se utiliza como planta ornamental de interior. Necesita muy buena luz, pero no el sol directo.

Se cultiva en terreno de tipo universal o formado por 1/4 de tierra de jardín mezclada con 2/4 de tierra de hojas o tierra de brezo y 1/4 de arena. El trasplante se hace en otoño o en primavera.

Se multiplica por esqueje, implantando los trozos de tallo en tierra arenosa, a la sombra y mejor debajo de una campana de plástico; también resulta fácil multiplicarlos cortando la «cabeza» de la planta, cuando la parte inferior del tallo aparece sin hojas, y plantándola en tierra arenosa; los filodendros también se multiplican con celeridad mediante hidrocultivo.

Toxicología:

Presencia de cristales de oxalato cálcico (punzantes como agujas) en todas las partes de la planta, similar a la *Dieffenbachia* spp.

Cuadro clínico:

Las hojas y tallos de esta planta ingeridos en gran cantidad pueden producir un cuadro tóxico que se caracteriza primordialmente por intenso ardor y quemazón en la faringe. En casos graves a la tumefacción de la boca y la lengua le sigue un cuadro grave de obstrucción respiratoria.

Tratamiento:

El tratamiento de la intoxicación una vez que se ha identificado la planta, consiste en la puesta en práctica de medidas emetizantes y lavado gástrico, todo ello con sumo cuidado, en virtud de los efectos irritantes de la planta. El tratamiento sintomático incluye la administración de demulcentes (leche, aceite, hidróxido de aluminio o magnesio), antiespasmódicos y analgésicos. En casos graves pueden administrarse corticoides y antihistamínicos. La obstrucción respiratoria grave (debido a edema laríngeo) requiere en ocasiones, intubación endotraqueal o traqueotomía.

Nombre Científico: Caladium spp.

Nombres comunes:

Caladio, orejas de elefante, cara de chiva, (Figura 23).

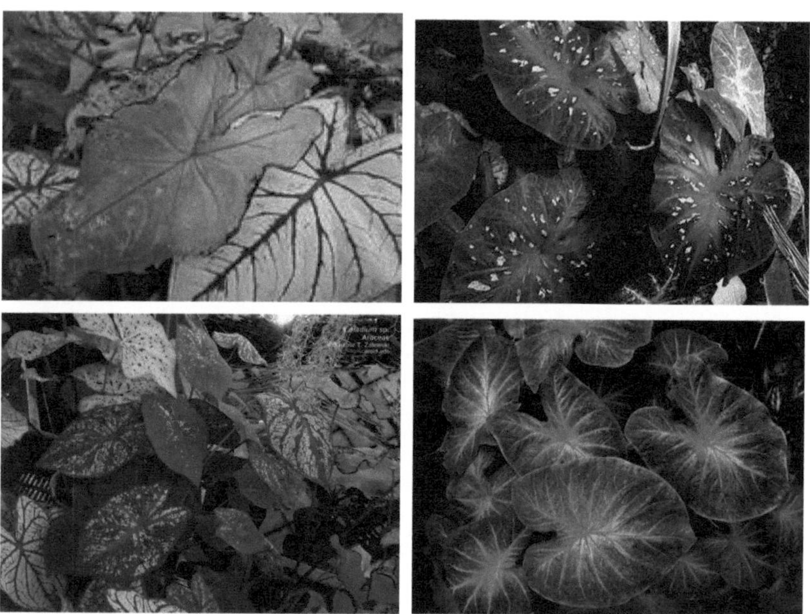

Figura 23. Caladio. Caladium spp

Aspectos botánicos:

Esta planta tiene hojas en forma de cabeza de flecha, con largos tallos y crece de un tubérculo. Suele tener dos colores: rojo y blanca, blanco y verde o verde y rojo, con nervaduras blancas, cremas o rojizas.

El género Caladium incluye doce especies, nativas de Brasil y Guayana y regiones vecinas de Sudamérica y de Centroamérica. Crecen en áreas abiertas de la selva en la estación seca. La planta silvestre alcanza 40 a 90 cm de altura con hojas de 15 y 45 cm de largo y ancho, respectivamente. Son plantas herbáceas con tubérculos. Las hojas son radicales, es decir, nacen directamente del tubérculo, aparecen al final de largos tallos (hasta 30 cm de altura) y pueden llegar a medir hasta 60 cm de longitud, el color es muy variado: sobre una base verde, de distinta tonalidad, se alternan matices muy delicados que van desde el marfil al rosa, del blanco al carmesí o al rojo, con dibujos de muchas formas.

Existen unas 1000 variaciones de *Caladium* bicolor desde el original de Sudamérica.

Flores espádices verdosos que envuelven la inflorescencia; no tienen valor ornamental.

Toxicología:

Presencia de cristales de oxalato cálcico (punzantes como agujas) en todas las partes de la planta, similar a la *Dieffenbachia* spp.

Cuadro clínico:

Por ingestión de la planta puede producirse dolor, irritación de las mucosas, sialorrea, lengua y faringe edematosa, disnea y daño renal. En casos graves a la tumefacción de la boca y de la lengua le sigue un cuadro grave de obstrucción respiratoria.

Tratamiento:

El tratamiento de la intoxicación una vez que se ha identificado la planta, consiste en la puesta en práctica de medidas emetizantes y lavado gástrico, todo ello con sumo cuidado, en virtud de los efectos irritantes de la planta. El tratamiento sintomático incluye la administración de demulcentes (leche, aceite, hidróxido de aluminio o magnesio), antiespasmódicos y analgésicos. En casos graves pueden administrarse corticoides y antihistamínicos. La obstrucción respiratoria grave (debido a edema laríngeo) requiere en ocasiones, intubación endotraqueal o traqueotomía.

Nombres comunes:

Alcatraz, cala, cala de Etiopía, aro de Etiopía, lirio de agua, cartucho, flor de pato o flor del jarro (Figura 24).

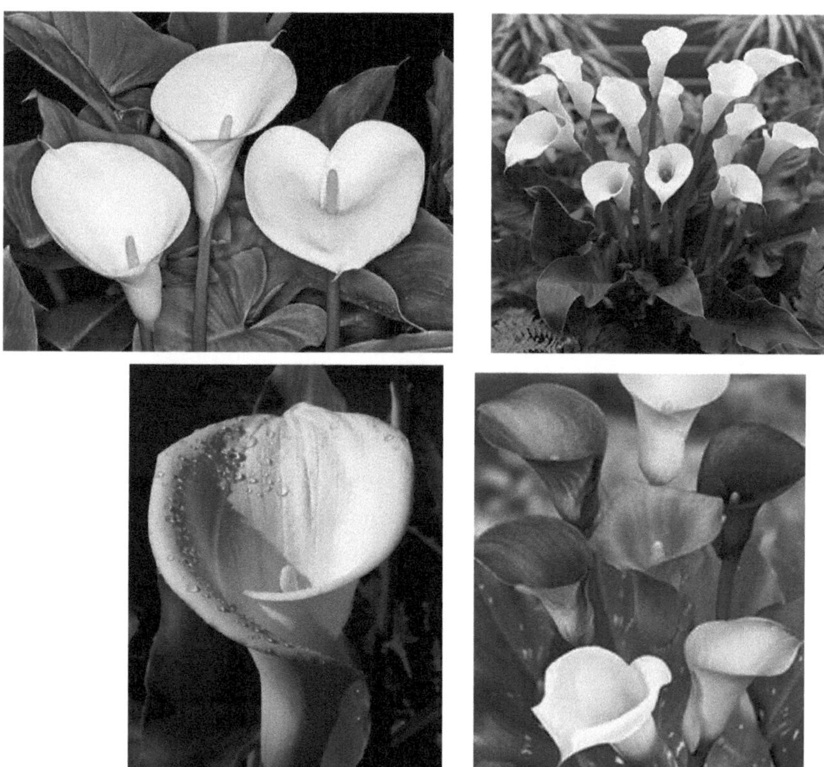

Figura 24. Lirio de agua *Zantedeschia aethiopica* spp

Aspectos botánicos:

Especie herbácea perenne de entre 60 a 100 cm de altura. Posee un rizoma oblongo y grueso del que surgen raíces de hasta 15 cm de largo. Produce numerosas hojas de color verde brillante basales, sagitadas y largamente pecioladas. Las inflorescencias erectas se llaman espádices, pueden medir de 4 a 18cm de largo y están envueltas por una espata (bráctea modificada) blanca de forma acampanada. En las variedades pueden ser de diversos colores. Es monoica, por lo que las diminutas flores de ambos sexos se encuentran en la misma planta; en cada espata las femeninas se sitúan bajo las masculinas, que forman las anteras amarillas.

Toxicología:

Presencia de cristales de oxalato cálcico (punzantes como agujas) en todas las partes de la planta, similar a la *Dieffenbachia* spp. La savia es muy irritante.

Cuadro clínico:

Por ingestión de las hojas o raíces puede producir ardor, quemazón y edema en las mucosas. En casos graves a la tumefacción de la boca y de la lengua le sigue un cuadro grave de obstrucción respiratoria.

Tratamiento:

El tratamiento de la intoxicación una vez que se ha identificado la planta, consiste en la puesta en práctica de medidas emetizantes y lavado gástrico, todo ello con sumo cuidado, en virtud de los efectos irritantes de la planta. El tratamiento sintomático incluye la administración de demulcentes (leche, aceite, hidróxido de aluminio o magnesio), antiespasmódicos y analgésicos. En casos graves pueden administrarse corticoides y antihistamínicos. La obstrucción respiratoria grave (debido a edema laríngeo) requiere en ocasiones, intubación endotraqueal o traqueotomía.

Toxicidad Neurológica

Nombre Científico: *Momordica charantia* L.

Nombre Común:

Cumdeamor, Balsam-apple, cundeamore, melao de San Caetano, caigua amarga, melón amargo, cundeamor chino o balsamina (Figura 25)

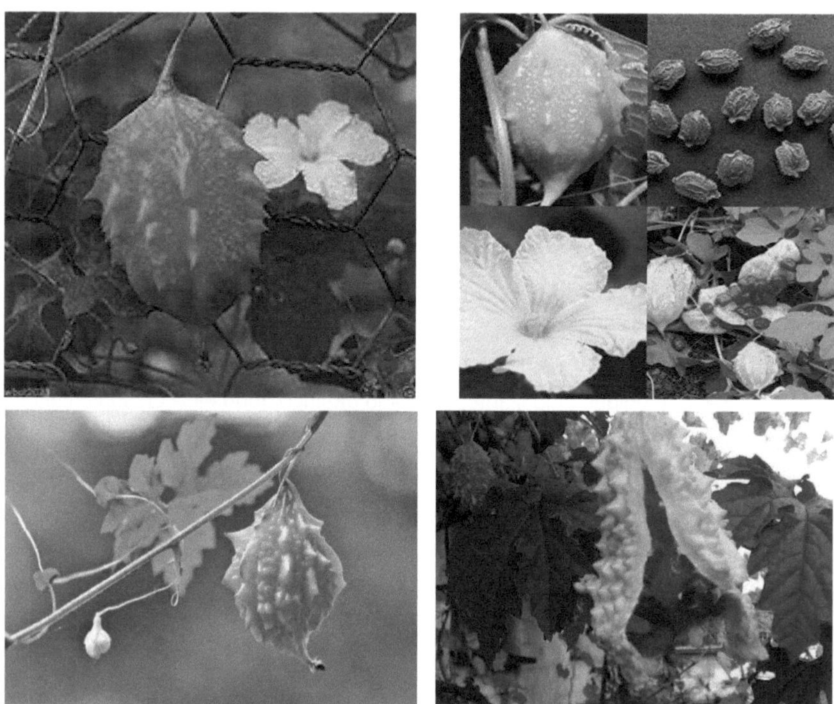

Figura 25. Cumdeamor. *Momordica charantia* L

Aspectos Botánicos:

Planta herbácea anual, de hábito trepador muy ramificada, puede alcanzar hasta 5 m de longitud enrollando los zarcillos, que surgen de las axilas de las hojas cuando la planta ha

56

desarrollado entre 4 a 6 hojas, en enrejados adecuados para el cultivo. Las hojas son alternas, simples, de 4 a 12 cm de diámetro, con 3 a 7 lóbulos bien definidos. Cada planta tiene flores femeninas y masculinas por separado (monoica). Son solitarias —las masculinas pueden ser agrupadas— con 5 sépalos y 5 amplios pétalos amarillos; las flores femeninas tienen ovario ínfero y 3 estigmas, las masculinas 3 estambres. Es una especie de polinización cruzada, por lo que necesita polinizadores

El fruto, de forma oblonga, tiene una peculiar superficie verrugosa. La pulpa, blanca y jugosa, forma una capa relativamente delgada alrededor de la cavidad central hueca, donde se encuentran las numerosas semillas planas; de color blanco las inmaduras y rojo brillante en la madurez, con arilos comestibles.

El fruto se suele consumir verde o en la primera etapa de maduración cuando la pulpa tiene una textura crujiente y acuosa —bastante similar al pepino, o chayota— aunque con sabor amargo. Cuando está completamente madura la pulpa es de color anaranjado y de consistencia blanda.

Toxicología:

Contiene ácido oxálico, saponinas. Además, presenta curcubitacina, charantina y 5-hidroxitriptamina. La dosis letal puede ser menor de 1 g en niños de 1 a 2 años. Las hojas y frutos contienen dos resinas y una sustancia amarga llamada momordicina y ácido aminobutírico. La ingestión excesiva de frutos en niños puede ocasionar graves daños.

Sintomatología:

Las raíces son abortivas. Los síntomas más notables por esta planta se deben a la charantina, que posee un marcado efecto hipotensor, vómitos y diarrea.

La cucurbitacina, que tiene una potente acción hipotensora, emética y catártica. Otros síntomas que se pueden presentar son: Visión borrosa, convulsiones, cefalea, fiebre y debilidad.

Tratamiento:

El tratamiento, una vez que se ha llevado a cabo la identificación de planta, consiste en la evacuación gástrica activa del tóxico mediante la provocación del vómito y el lavado gástrico con una sonda de suficiente calibre, para que puedan salir los fragmentos ingeridos de la planta. Puede darse carbón activado al finalizar el lavado, con el suministro de un catártico, para así contribuir a la salida total del tóxico del organismo. Los trastornos gastrointestinales son tributarios de antiespasmódicos y antidiarreicos. Debe mantenerse el equilibrio hidroelectrolítico (tratamiento sintomático) y realizar una asistencia respiratoria constante (mantenimiento de las funciones vitales).

Nombre Científico: *Ipomoea purpurea* Lam.

Nombres comunes:

Campanilla trepadora, gloria de la mañana, manto de María, don Diego de día, campanilla morada o quiebra platos (Figura 26).

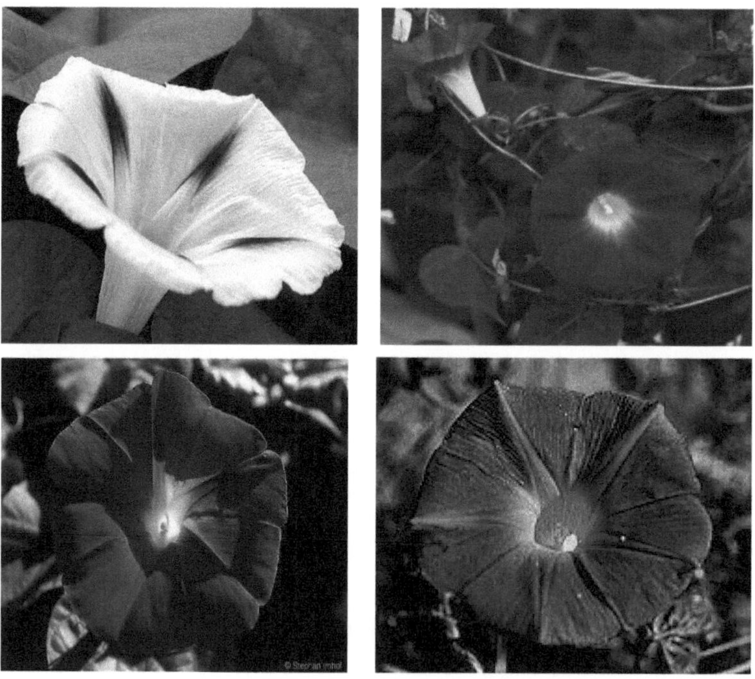

Figura 26. Campanilla trepadora. *Ipomoea purpurea* **Lam**

Aspectos botánicos:

Planta anual trepadora perteneciente a la familia de las Convolvuláceas. Sus hojas son enteras y pecioladas y sus flores en las axilas de las hojas solitarias o agrupadas en la corola acampanada de color rosáceo o violeta. El fruto consta de una cápsula globulosa de más o menos un centímetro de diámetro de 4 semillas. Se cultiva como planta ornamental en jardines.

Toxicología:

Sus semillas contienen alcaloides del grupo de la ergolina, algunos de ellos idénticos a los aislados del cornezuelo de centeno (de intensa acción alucinógena).

Cuadro clínico:

Potente cuadro alucinógeno. La mayoría de las intoxicaciones agudas alucinógenas están presididas por un cuadro de alucinaciones y delirio, desorientación temporoespacial y agitación psicomotriz.

Tratamiento:

En un principio debe identificarse la planta objeto de la intoxicación. El tratamiento es sintomático. A continuación, debe procederse a la evacuación gástrica activa del tóxico mediante el lavado gástrico con gran cantidad de agua y mediante una sonda de cierto calibre (a pesar de los vómitos que deben ser respetados). El carbón activado administrado a continuación del lavado gástrico ayuda a neutralizar el tóxico residual del tubo digestivo; y posteriormente la administración de un catártico el cual garantiza la salida del tóxico del organismo por vía intestinal. No debe olvidarse llevar a cabo aquellas medidas destinadas al mantenimiento de las funciones vitales.

Nombre Científico: Atropa belladonna

Nombres comunes:

Belladona, solano furioso, beladona, belladama, , belladonna, solano furioso, solano mayor. (Figura 27).

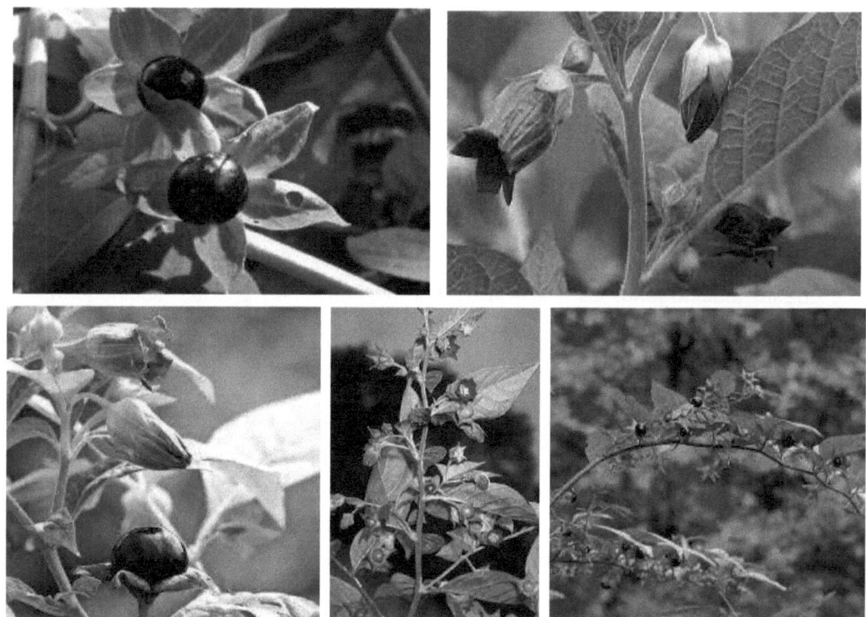

Figura 27. Belladona. Atropa belladonna

Aspectos botánicos:

Planta perenne herbácea, de la familia de las Solanáceas. Con frecuencia es un subarbusto, a partir de un rizoma carnoso. Las plantas crecen hasta 1,5 metros (4,9 pies) de altura con hojas largas ovaladas de color verde oscuro de unos dieciocho centímetros. Tallos muy ramificados y leñosos en su base. Sus flores son llamativas por su forma acampanada, aunque no suelen ser de color vistoso. Las flores son grandes, en forma de campana tubulares y solitarias de color pardo-violáceas siendo su parte interior de color amarillo sucio

60

con venas marcadas de color vinoso y olor débil. Su fruto es una atractiva baya del tamaño de una cereza negra brillante de 1 centímetro de diámetro aproximadamente que al ser exprimido rezume un líquido de color morado. Las bayas son dulces, contienen atropina y son consumidas por las aves, que dispersan las semillas en sus excrementos, a pesar que las semillas contienen alcaloides tóxicos. Hay una forma pálida de flor amarilla llamada *Atropa belladona* var. lutea, con frutos de color amarillo pálido. *Atropa belladona* se utiliza muy poco en los jardines, pero cuando se planta, es por lo general por sus grandes frutos vistosos. Se ha naturalizado en algunas partes de América del Norte, donde se encuentra a menudo en lugares sombreados y húmedos de suelo calizo. Se considera una especie de maleza en algunas partes del mundo, donde coloniza zonas con suelos alterados eutrofizados, colinas boscosas o yacimientos carboníferos. La germinación de las semillas es a menudo difícil, debido a la cubierta dura de las semillas que causa latencia. La germinación tarda varias semanas bajo condiciones de temperatura alterna, pero se puede acelerar con el uso de ácido giberélico. Las semillas han evolucionado para pasar sin obstruirse por el sistema digestivo de las aves. Crece espontáneamente en los bosques frondosos y junto a caminos forestales.

Toxicología:

Todos los órganos de esta planta son tóxicos (aunque las semillas y las raíces en mayor proporción). Esto se debe a que contienen una serie de alcaloides, que dentro de estos se encuentran los principales que son la hiosciamina, la atropina y la escapolamina (aunque ésta en menor proporción). La cantidad de alcaloides presentes en la planta dependen de la edad, órganos, época de recolección y características climáticas. Se considera como dosis letal la ingestión de 3-4 bayas en niños, y más de 10 en adultos.

Tiene una acción narcótica, estupefaciente, antiasmática, midriática y aumento de la frecuencia cardiaca.

Cuadro clínico:

El cuadro clínico característico de esta intoxicación se instaura muy rápidamente y se caracteriza en un principio por náuseas y vómitos de escasa intensidad. Posteriormente aparece una sintomatología anticolinérgica que se traduce en sequedad de las mucosas y la piel (principalmente la bucal y la ocular), rubicundez facial, disuria, oliguria, trastornos del comportamiento, confusión mental, agitación psicomotriz (es típico que el intoxicado pase de una actitud de calma a una gran agitación para volver seguidamente a la situación anterior), alucinaciones, depresión neurológica, coma profundo, alteraciones cardiovasculares, respiratorias y finalmente muerte. Deben tenerse en cuenta los cuatro signos siguientes: enrojecimiento de la cara, sequedad de las mucosas, taquicardia o aceleración del pulso y midriasis.

Tratamiento:

El tratamiento, una vez que se ha llevado a cabo la identificación de planta, consiste en la evacuación gástrica activa del tóxico mediante la provocación del vómito y el lavado gástrico con una sonda de suficiente calibre, para que puedan salir los fragmentos ingeridos de la planta (antes de las 4 horas postingestión) Puede darse carbón activado al finalizar el lavado, con el suministro de un catártico, para así contribuir a la salida total del tóxico del organismo.

La hipertermia debe tratarse mediante medidas físicas (bolsas de hielo). La agitación psicomotriz es tributaria de la utilización de sedantes, benzodiacepinas (diazepam, 10 mg.) o barbitúricos (tratamiento sintomático).

Corregir las alteraciones hidroelectrolíticas y metabólicas y proporcionar asistencia respiratoria caso necesario. Tener en cuenta el mantenimiento de las funciones vitales.

Como antídoto específico a esta intoxicación en casos graves se utiliza la fisostigmina (1-2 ampolletas por vía intravenosa en 1-2 minutos manteniendo posteriormente la perfusión de 500 ml de suero glucosado con 2 ampollas del mismo preparado durante 12 horas) la eficacia es instantánea pues desaparecen rápidamente todos los signos de atropinización (sobre todo los de carácter psíquico) al no atravesar la barrera hematoencefálica, carece de acción competitiva a nivel del receptor muscarínico central. Las fenotiacinas están contraindicadas por la suma de efectos atropínicos. El propósito suele ser fatal si no se indica a tiempo una terapia adecuada.

Nombre Científico: *Cestrum nocturnum* L

Nombres Comunes:

Galán de noche, jazmín de noche, dama de noche, fedora, huele de noche, galán de tarde, hierba hedionda, reina de la noche, palo hediondo (Figura 28).

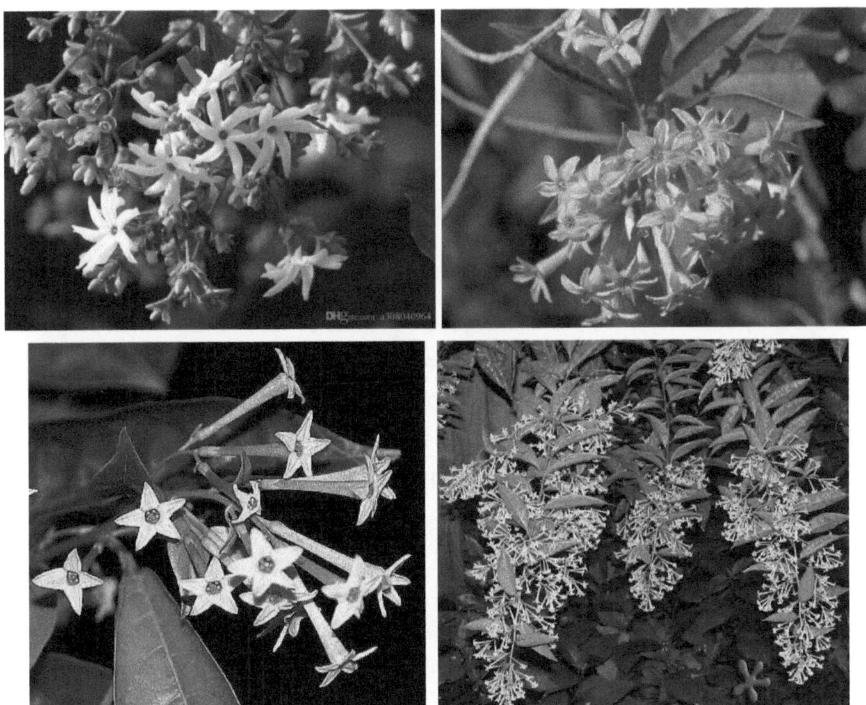

Figura 28. Galán de noche. *Cestrum nocturnum* L

Aspectos botánicos:

Planta que pertenece a la familia de las Solanaceas. Arbusto de 2 a 4 m de altura, con las ramas delgadas, alargadas, a veces sarmentosas, lampiñas. Hojas alternas, enteras, elípticas o elipto-aovadas, de 5 a 15 cm de largo, lampiñas cuando están maduras, el ápice acuminado, la base estrecha y redondeada, los peciolos de 8 a 20 mm de largo. Flores en panículas grandes, multifloras, más largas que las hojas: pedicelos cortos, o los más largos de 5 a 9 mm. Flores amarillas o amarillo-verdosas, fragantes. Cáliz 5-lobado o 5-dentado, sus dientes son cortos; corola estrechamente funeliforme. Ovario 2-locular. El Fruto es una baya elipsoide, blanca, como de 1 cm. de largo; las semillas son oblongas y lisas.

Es un arbusto cultivado en patios y jardines por sus flores aromáticas. Además de en Cuba se pueden encontrar esta especie en Puerto Rico, las Islas Vírgenes, Jamaica, Santo Domingo, Haití y Martinico.

Toxicidad:

Posee un efecto depresor sobre la conducta, que sugiere una acción de carácter psicofarmacológico.

Por otra parte, debido a su alto contenido en alcaloides: nicotina, atropina, hiosciamina y escopolamina principalmente, esta plana es altamente tóxica.

Cuadro clínico:

Estos arbustos y otras especies del mismo género propias de las Antillas, tienen propiedades toxicas muy pronunciadas y están colocadas como los tóxicos narcótico-acres.

Los principales síntomas de la intoxicación por ingestión son: midriasis, pérdida de los sentidos, estupor, y trastornos gastrointestinales tales como diarreas, náuseas y vómitos. También puede ocurrir respiración irregular, parálisis de los miembros inferiores, coma y muerte.

Tratamiento:

El tratamiento, una vez que se ha llevado a cabo la identificación de planta, consiste en la evacuación gástrica activa del tóxico mediante la provocación del vómito y el lavado gástrico con una sonda de suficiente calibre, para que puedan salir los fragmentos ingeridos de la planta. Puede darse carbón activado al finalizar el lavado, con el suministro de un catártico, para así contribuir a la salida total del tóxico del organismo. Los trastornos gastrointestinales son tributarios de antiespasmódicos y antidiarreicos. Debe mantenerse el equilibrio hidroelectrolítico (tratamiento sintomático) y realizar una asistencia respiratoria constante (mantenimiento de las funciones vitales).

Toxicidad Narcótica

Nombre Científico: *Datura stramonium* L.

Nombres comunes:

En Hispanoamérica sus nombres vulgares son: ñongué, ñongué morado, estramonio, higuera loca, higuera del infierno, mata del infierno, manzana espinosa, chayotillo, hediondo, estramónica, hierba hedionda, flor de la trompeta, trompeta de ángel, chamico/chamisco (quechua), flor de luna, tapete, vuélvete loco, Pedro-noche, semillas de loco, malpitte, miyaye (de miaya que significaría andar divagando). En Cuba se conoce como Chamisco o Chamico, también como higuera infernal. (Figura 29)

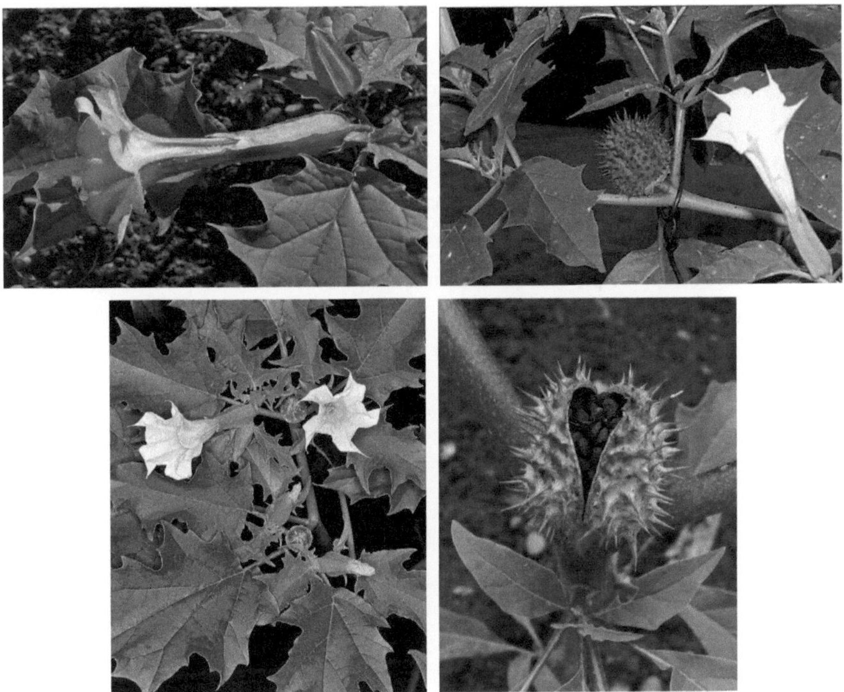

Figura 29. Chamico. *Datura stramonium* L

Aspectos botánicos:

Pertenece a la familia solanácea. Crece en toda la isla en terrenos cultivados, en jardines, patios y bateyes; silvestre principalmente en la provincia de Pinar del Río, en los terrenos donde se ha sembrado tabaco. Existe, además, en todas la antillas mayores y en algunas de las menores, en las Bermudas y en todas las regiones templadas y tropicales del viejo y nuevo mundo. Ofrece numerosas variedades o razas.

Es una planta herbácea anual que puede alcanzar un metro de altura. Sus hojas son elípticas, alternas, pecioladas, delgadas, aovadas, agudas o acuminadas, en su mayoría estrechadas en la base, de 7 a 20 cm. de largo, con contornos sinuosos semejantes a las hojas de higuera. Sus flores de color blanco o violeta, solitarias y tienen forma de trompeta y desprenden un olor acre desagradable.

Otros, mal llaman a este planta campana, pero esa sería otra variedad de las Daturas, la ***Datura metel;*** la cual contiene los mismos metabolitos tóxicos: hioscina (escopolamina), hiosciamina y atropina y pero en menor concentración (Figura 30).

Toxicología:

Las propiedades tóxicas son debidas a la presencia, en los órganos de la planta (especialmente en hojas y semillas), de diversos alcaloides, uno de los cuales, la daturina, aunque no está bien definido parece ser una mezcla de hioscina (escopolamina), hiosciamina y atropina en proporciones variables.

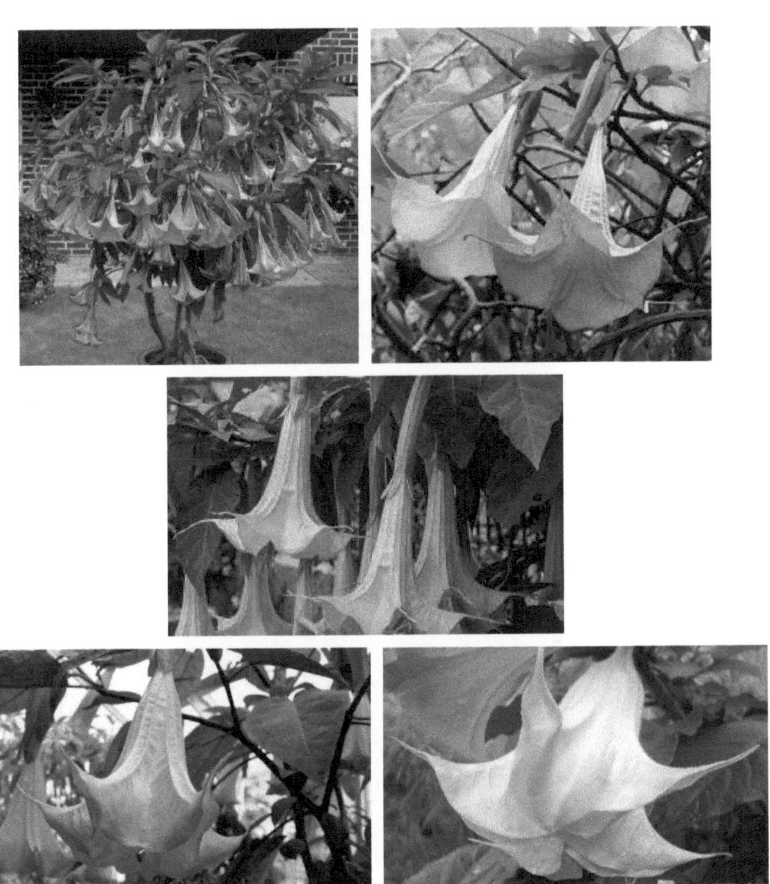

Figura 30. Campana. *Datura metel*

Cuadro clínico:

En los niños la intoxicación por la ingestión de semillas, a diferencia de los adultos en los que se debe a la ingestión e hojas el cuadro clínico se instaura muy rápidamente y se caracteriza en un principio por náuseas y vómitos de escasa intensidad. Posteriormente aparece una sintomatología anticolinérgica que se traduce en sequedad de piel y mucosas, rubicundez facial, disuria, oliguria, trastornos del comportamiento, confusión mental, agitación psicomotriz, alucinaciones, depresión neurológica, coma profundo, alteraciones cardiovasculares, respiratorias y finalmente la muerte. Síntomas principales: enrojecimiento de la cara, sequedad de las mucosas, aceleración del pulso y dilatación de las pupilas.

Tratamiento:

El tratamiento consiste en la evacuación gástrica activa del tóxico, en las 4 primeras horas, mediante lavado gástrico y administración de carbón activado. Posteriormente se realiza tratamiento sintomático.

Como antídoto específico se utiliza la fisostigmina(1-2 ampollas por vía intravenosa (en 1-2 minutos) manteniendo posteriormente una perfusión de 500ml de suero glucosado con dos ampollas durante 12 horas). La eficacia es instantánea pues desaparecen rápidamente todos los signos de atropinización.

Nombre Científico: *Cannabis sativa*

Nombres comunes:

Marihuana o mariguana, cáñamo, hierba, bangue de la India, bareta, cáñamo, mota, juanita mora, nena, soñadora, Rosa María, Juana, morisqueta, shora, maripepa, tirsa y pajuela (Figura 31).

En Real Jardín Botánico Proyecto Anthos figuran los siguientes nombres: castaño, cañamones, cañamones (fruto), cañamón, cañamón (fruto), cáñamo, cáñamo africano, cáñamo de flor, cáñamo de la Vega de Granada, cáñamo hembra, cáñamo indiano, cáñamo macho, cáñamo que da semilla, enea, femela de la Alcarria, grifa, hachís, kif, mariguana, marihuana, maría, rondillo.

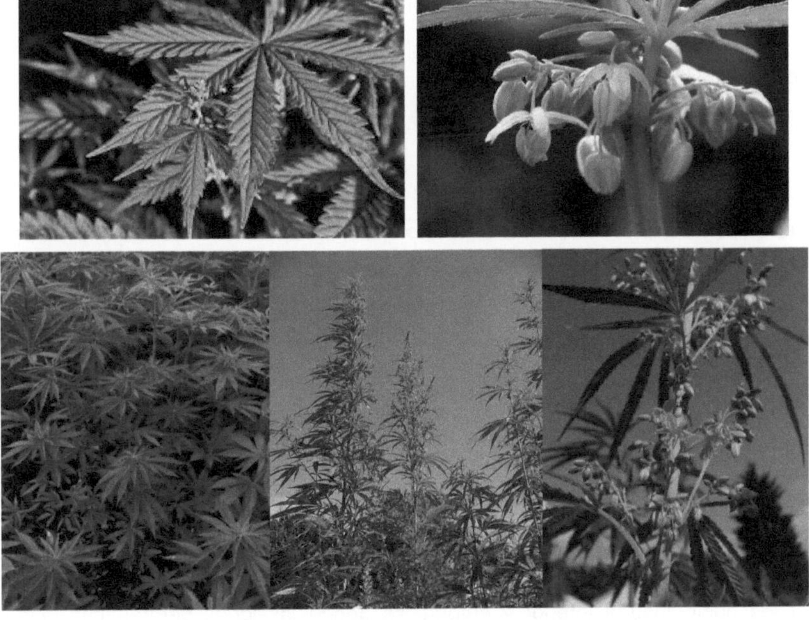

Figura 31. Marihuana. *Cannabis sativa*

Aspectos botánicos:

Pertenece a la familia de las Cannabiáceas. Planta anual de 2 a 5 metros de altura y crece en áreas geográficas húmedas, tiene un tallo de hasta 3 metros erecto y fuerte, cubierto de pelos. Las hojas son opuestas se localizan en las ¾ partes inferior del tallo. Las superiores son de menor tamaño de bordes dentados y emergen de forma alterna del tallo.

Las flores son pequeñas amarillas o verdes, y se distribuyen en el ápice del tallo. La planta es dioca. Las femeninas están compuestas por una sola envoltura floral alrededor del ovario (batreas) y contiene un solo óvulo. Las masculinas se agrupan en racimos. El fruto es verde claro o pardo pálido de forma elipsoidal de hasta 5 cm. de longitud. Tiene olor aromático y sabor picante y contiene una sola semilla.

La marihauna se difunde a mediados del siglo XIX, con propiedades como estimulante del apetito,sedante, analgésico, antiparasitario, antidiarréico, broncodilatador, lactogénico, antimigrañoso; se considera que se introdujo en Cuba a finales de ese mismo siglo.

Toxicología:

Presencia en todas las partes de la planta de sustancias psicoactivas (cannabinoides). Las concentraciones mayores se encuentran en las batreas con niveles decrecientes en las flores, hojas, tallos y raíces.

La concentración de Δ-9 Tetrahidrocannabinol (Δ-9 THC) varia entre 0.5 y 6 % pero sus mayores concentraciones están en los cabos florecidos ubicados en los extremos de la planta. Las semillas que contienen los embriones de las flores tienen una potencia ligeramente inferior.

Cuadro clínico:

La marihuana carece de acción terapéutica y su uso es considerado ilegal en gran número de países, donde se emplea triturada en forma de cigarros o cigarrillos.

Los síntomas dependen de las condiciones psicológicas del paciente y también del medio ambiente. La marihuana actúa sobre el sistema nervioso central dando lugar a gran exitación, es decir, alegría interior y euforia las donde las ideas permanecen claras y el raciocinio más rápido. El paciente presenta agitación intensa con gran logorrea y alucinaciones auditivas y visuales, con delirio. También puede ocurrir el caso de pacientes que manifiestan agresividad.

Estas alteraciones psíquicas se hallan precedidas por sensación de ardor en la mucosa nasal y faringe, parestesias en la lengua, sequedad bucal, congestión conjuntival, trastornos de la acomodación, midriasis, lagrimeo y taquicardia. Todo ello termina con la instauración de una fase depresiva con estupor y sueño profundo.

El intoxicado crónico además de las perturbaciones físicas anteriores presenta disturbios mentales.

El cuadro clínico de la intoxicación aguda puede presentarse como forma clínica florida o como forma clínica incompleta pudiendo observarse relajación, euforia, midriasis, miosis en ocasiones, inyección conjuntival, nistagmos, sequedad de las mucosas, hipotermia, aumento del apetito, faringitis, rinitis, compromiso de las funciones cognitivas, percepción temporoespacial alterada, alteraciones de la percepción (aumento de la percepción de estímulos visuales auditivos, táctiles, gustativos y olfativos. También se puede presentar retención urinaria, compromiso de la destreza y habilidad motora, despersonalización, ansiedad, disminución de la memoria a corto plazo, confusión, ilusiones y alucinaciones, pérdida de la imagen corporal y psicosis tóxica.

En el caso de la intoxicación crónica, causa cambios en las neuronas del hipocampo lo que indica la posible aparición de efectos negativos sobre la personalidad como: Fatiga crónica, letárgica, cefalea, irritabilidad, decoloración de la lengua, edema de la úvula, infecciones frecuentes de las vías respiratorias, bronquitis crónicas, cáncer de pulmón, disminución de la coordinación motora, aumento del tiempo de reacción, amenorrea o dismenorrea, infertilidad, impotencia, disminución de la libido, anormalidades teratológicas, trastornos del estado de anímico, ataques de pánico, intentos suicidas, insomnio, alteraciones de la memoria, compromiso del razonamiento abstracto, demencia y aislamiento social

Tratamiento:

El tratamiento, una vez que se ha llevado a cabo la identificación de planta objeto a la intoxicación, si es por una ingestión reciente menor de 4 horas, consiste en la evacuación gástrica activa del tóxico mediante la provocación del vómito y el lavado gástrico con una sonda de suficiente calibre, para que puedan salir los fragmentos ingeridos de la planta.

Puede darse carbón activado al 20% al finalizar el lavado, con el suministro de un catártico, para así contribuir a la salida total del tóxico del organismo.

No existe un antídoto específico para este tipo de intoxicación, por lo que el tratamiento es sintomático. Se debe mantener los fluidos, así como el balance electrolítico. La depresión de los niveles de la conciencia debe ser tratada con las medidas usuales. Para sedar al paciente se debe administrar Diazepam 5 mg IV o 10-15 mg oral. Para los síntomas psicóticos, administrar Haloperidol 5 mg IM. También se debe controlar la respiración y presión sanguínea.

Hay que llevar a cabo las medidas de mantenimiento de las funciones vitales.

No debe darse de alta al paciente sin que este sea remitido y valorado por la consulta de psiquiatría.

Bibliografía:

Abascal K, Yarnell E "Using bitter melon to treat diabetes" Altern Complemen Ther. 2005;11(4):179-184

Adrián Gutiérrez J, Alustiza Martínez J, Andrés Olaizola A, Astobiza Beobide E, Mintegi Raso S, Ayala Curiel J, et al. Las plantas como fuentes de intoxicación. En: Manual de intoxicación en Pediatría. 2da ed. Barcelona: Ergon; 2008. p. 303-12.

Alfonso H. A. Plantas tóxicas. Editorial Capitán San Luis. Ciudad de La Habana. Pag. 44 año 2000

Arroyave Hoyos CL, Gallego H, Téllez Mosquera J, Rodríguez Buitrago JR, Aristizabal JJ, Mesa Restrepo MB, et al. Intoxicación por plantas. En: Guía para el manejo de urgencias toxicológicas, Grupo de atención de emergencias y desastres. Bogotá: Ministerio de la Protección Social; 2008. p. 308-10.

Arturo Alfonso H, Tablada Pérez R, Quesada Pastor N, Carballo Velásquez N, Acosta Pedroso B, Sánchez LM. Plantas Tóxicas. La Habana: Capitán San Luis; 2000.

Barba Ávila MD, Hernández Duque MC, De la Cerda Lemus M. Plantas útiles de la región semiárida de Aguascalientes [Internet]. AguasCalientes: Universidad Autóctona de Aguascalientes; 2003. Disponible en: http://www.google.com.cu/books?id=ZVK6yOcaQ80C&pg=PT1&dq=plantas+ornamentale s+t%C3%B3xicas&as_brr=3#v=onepage&q=plantas%20ornamentales%20t%C3%B3xica s&f=false

Barceloux D. Toxic Plants. In: Medical Toxicology of Natural Sunstances. Foods Fungi Medical herbs Plants and Venomous Animals. Hoboken. New Jersey: Wiley; 2008. p. 673- 907.

Barreto Valdés A, Ávila Herrera J, Enríquez Salgueiro N, Oviedo R, Toscano BL, Reyes Artiles G. Flora y vegetación de la propuesta de reserva florística manejada "meseta de San Felipe", Camagüey, Cuba. Foresta Veracruzana 10(1):9-24. 2008

Beers M, Porter R, Jones T, Kaplan J, Berkwits M. Intoxicaciones. El Manual Merck 19 ed. Madrid: Elsevier; 2007. p. 2931-75.

Behrman RE, Kliegman RM, Jenson HB, Abramson JS, Adams WG, Aiken JJ, et al. Intoxicaciones, fármacos, productos químicos y plantas. En: Nelson Tratado de Pediatría. 17ma ed. Madrid: Elsevier. Masson; 2006. p. 2362-75.

Bennett G, Grande G. Intoxicaciones en Pediatría. Acta Pediátrica Hondureña. 2010;1:73-8.

Brako, L. & J. L. Zarucchi. (eds.) Catalogue of the Flowering Plants and Gymnosperms of Peru. Monogr. Syst. Bot. Missouri Bot. Gard. 45: i–xl, 1993.1–1286.

Burger, W.C. & M.J. Huft. Family 113. Euphorbiaceae. 1995.36: 1–169. In W.C. Burger (ed.) Fl. Costaricensis, Fieldiana, Bot.. Field Museum of Natural History, Chicago.

Cabrera Bonetr, Torrecilla Jiménez JM. Manual de Drogodependencias. Madrid: Ed Cavez, Pag 89-101, 1998.

Castillo García E, Martínez Solís I. Toxicidad aguda de las plantas. En: Manual de Filoterapia. Barcelona: Masson; 2007. p. 47- 56.

Chang, S. S., Chan, Y. L., Wu, M. L., Deng, J. F., Chiu, T. F., Chen, J. C., ... & Tseng, C. P. Acute Cycas seed poisoning in Taiwan. Journal of Toxicology: Clinical Toxicology 2004; 42(1), 49-54.

Chávez Amaro DM, Mantecón Ledo MI, Capote Padrón JL, Hernández López MA, Rocha Vázquez M. Comportamiento de las intoxicaciones agudas en la unidad de cuidados intensivos pediátricos de Cienfuegos. Medisur. 2017;15(4):486-92.

Chen, J., Zan, L., Han, Y., Su, X., Song, W., & Wang, Y. Advances in research on chemical compounds of Vernicia fordii and their toxicity. Animal Husbandry and Feed Science (Inner Mongolia), 2017; 38(10), 58-60.

CONABIO. Catálogo taxonómico de especies de México. 1. In Capital Nat. México. CONABIO, Mexico City. 2009.

Correa A., M.D., C. Galdames & M. Stapf. Cat. Pl. Vasc. Panamá Smithsonian Tropical Research Institute, Panama. 2004. 1–599.

Cui, P., Lin, Q., Fang, D., Zhang, L., Li, R., Cheng, J., ... & Lü, S. Tung tree (Vernicia fordii, Hemsl.) genome and transcriptome sequencing reveals co-ordinate up-regulation of fatty acid β-oxidation and triacylglycerol biosynthesis pathways during eleostearic acid accumulation in seeds. Plant and Cell Physiology, 2018; 59(10), 1990-2003.

Dart RC, McGuigan M, MacGregor I, Dawson A, Seifert S, Caravati E, et al. Plants. In: Medical Toxicology. 3th ed. Philadelphia: Lippincott Williams and Wilkins; 2004. p. 1665-714.

De Ahumada Vázquez JI, Santana Falcón ML, Serrano Molina JS. Intoxicación por medicamentos y otros agentes químicos. En: Farmacología práctica para las diplomaturas en Ciencias de la Salud. Madrid: Díaz de Santos; 2003. p. 413-22.

Driesbach RH, True B. Animal and plant hazards. In: Handbook of poisoning. Prevention, Diagnosis and Treatment. 13th ed. London: Parthenon Publishing; 2002. p. 587-638.

Dueñas Laita A. Intoxicaciones agudas en medicina de urgencia y cuidados críticos. Barcelona: Masson; 1999.

Escobar Román R, Leiva Acebey L, Morales Espinosa J A. Cascabela Thevetia (L) Lippold (known as covadonga) Poisoning. A Case Presentation. MediSur. 2012; 10(1), 55-57.

Escobar Román R, Leiva Acebey L. Toxicidad de las principales plantas ornamentales de Cuba. Medicentro [revista en Internet]. 2010; 14(2): [aprox. 7p]. Disponible en: http://ftp.sld.cu/medicentro/pdf/Sumario/Ano%202010/v14n2a10/001toxicidad.pdf. [Buscar en Google Scholar]

Escobar Román R. Intoxicaciones por Toxinas Marinas. Sintomatología y Tratamiento: Editorial Académica Española; 2018. 77 p.

Estadístico de salud en Cuba A. La Habana: Ministerio de Salud Pública. Dirección Nacional de Registros Médicos y Estadísticas de Salud; 2015. Acceso. 2017;3:29.

Florez J, Armijo JA, Mediavilla A. Fármacos antidepresivos y antimaníacos. En: Farmacología humana. 4ta ed. Barcelona: Masson; 2003. p. 579-94.

Forzza, R. C.. Lista de espécies Flora do Brasil http://floradobrasil.jbrj.gov.br/2010. Jardim Botânico do Rio de Janeiro, Rio de Janeiro. 2010

Funk, V. A., P. E. Berry, S. Alexander, T. H. Hollowell & C. L. Kelloff. Checklist of the Plants of the Guiana Shield (Venezuela: Amazonas, Bolivar, Delta Amacuro; Guyana, Surinam, French Guiana). Contr. U.S. Natl. Herb. 2007. 55: 1–584. View in Biodiversity Heritage Library

Goldfrank LR, Flomenbaun NE, Nelson LS, Howland MA, Hoffman RS, Lewin NA, et al. Plants. In: Toxicologic Emergencies. 8th ed. Michigan: Mc Graw-Hill. 2006; p. 1577-602.

González Menéndez Ricardo. Atención a las Adicciones en la comunidad, 2002.

Henry JA, Wiseman HM. Plantas animales y toxinas naturales. En: Tratamiento de las intoxicaciones: manual para agentes de la atención primaria. Ginebra: OMS; 1998. p. 282-309.

Hoffman RS, Nelson LS, Howland MA, Lewin NA, Flomenbaum NE, Goldfrank LR, et al. Cardiopulmonary Medication: Cardioactive steroids. En: Goldfrank´s Manual of Toxicologic emergencies. New York: McGraw-Hill Professional; 2007. p. 494-559.

Kareru PG, Keriko JM, Kenji GM, Gachanja AN. Anti-termite and antimicrobial properties of paint made from Thevetia peruviana (Pers.) Schum. oil extract. Afr J Pharm Pharmacol. 2010; 4(2):87-9.

Klaassen CD, editor. Toxic effects of plants. En: Casarett and Doull´s Toxicology:The Basic Science of poisons. 7th. ed. New York: McGraw-Hill; 2008. p. 1103-16.

Klaassen CD. General principles of toxicology. Casarett and Doulls Toxicology, the basic science of poisons. 7ma ed. New york: Mc Graw Hill; 2008. p. 1-128.

Laqueur, G. L., Mickelsen, O., Whiting, M. G., & Kurland, L. T. Carcinogenic properties of nuts from Cycas circinalis L. indigenous to Guam. Journal of the National Cancer Institute, 1963; 31(4), 919-951.

Leiva Acebey L, Escobar Román R, Escobar Vázquez G. Caracterización de las intoxicaciones agudas atendidas durante los años 2008 y 2009, en el nuevo Centro de Toxicología Clínica de Villa Clara, Cuba. Retel. 2010;Septiembre(33):1-14.

Leiva Acebey L, Escobar Román R, Morales Espinosa JA, Sorí León Y, Escobar Vázquez G. Intoxicaciones por Plantas Atendidas por el Centro de Toxicología de Villa Clara. CENTOX- VC. 2008 -2011. Revista Cubana de Plantas Medicinales. 2014;19(4):399-406.

Mahecha Parra N. Las plantas ornamentales. En: Seguridad infantil dentro y fuera del hogar. Bogotá: San Pablo; 2005. p. 135-6.

Mark H, Beers MD, Robert S, Porter MD, Thomas V, Jones MD, et al. Intoxicaciones por sustancias químicas en los alimentos. En: El manual Merck de Diagnóstico y Tratamiento. 11na ed. Madrid: Elsevier; 2007. p. 2945-8.

Marrero Díaz E, Arturo Alfonso H, Tablada Pérez R, Fuentes Fiallo VR, Sánchez Perera LM, Palenzuela Páez I, et al. Cascabela thevetia. En: Quesada J. Plantas tóxicas en el trópico. La Habana: Capitán San Luís; 2010. p. 99-101.

Mateu Sancho J. Toxicología vegetal. En: Toxicología médica. Barcelona: Doyma s.a; 1994. p. 267-366. 5.

Mayer S, Goldman, Cecil. Intoxicación Aguda. Tratado de Medicina Interna. 25 ed. Madrid: Elsevier; 2017. p. 2445-54.

Mederos Gómez A, Lara Fernández HL, Miranda Gómez O, Oduardo Lorenzo M. Subsistema de vigilancia toxicológica para casos de intoxicaciones agudas. Revista Habanera de Ciencias Médicas. 2014;13(6):913-26.

Myland Kaufman D. Neurotransmisores y abuso de sustancias. En: Neurología clínica para psiquiatras. 6ta ed. Barcelona: Elsevier; 2008. p. 513-38.

Nelson LS, Shih RD, Balick MJ. Individual plants. En: Handbook of poisonous and injurious plants. 2nd. ed. New York: Springer; 2007. p. 55-306.

Nelson LS, Shih RD, Balick MJ. Poisons, Poisoning Syndromes, and Their Clinical Management: Poisoning by Plants with Cardioactive Steroids/Cardiac Glycosides. En: Handbook of poisonous and injurious plants. 2nd. ed. New York: Springer; 2007. p. 19-34.

Neto A, Moya Díaz B, Ruiz Arcia I, Torres Alemán M, Cantelar de Francisco N. Sistema de información estadística integrado de intoxicaciones agudas como base del sistema de toxicovigilancia en Angola. . Revista Habanera de Ciencias Médicas. 2015;14(5):697-711.

Noor Camellia, N. A.; Thohirah, L. A.; Abdullah, N.A.P.; Mohd Khidir, O. «Improvement on rooting quality of Jatropha curcas using indole butyric acid (IBA)». Research Journal of Agriculture and Biological Sciences. 2009; 5 (4): 338-343

Oliva Armas D, Leiva Acebey L. Comportamiento de los pacientes con intoxicaciones agudas de la provincia de Villa Clara. Revista Cubana de Toxicología. 2012;1(1):9.

Olson K. Activated charcoal for acute poisoning: one toxicologist's journey. . J Med Toxicol. 2010;6(2):190-8.

Parras S, Peña L, Rodríguez C, Zuluaga A, editores. Guía para el manejo del paciente intoxicado [Internet]. Antioquia: Universidad de Antioquia; 2009. Disponible en:http://www.dssa.gov.co/index.php/documentos/doc_download/267guiatoxicologiaactualizadas2009

Pérez Barly L, Guirola Fuentes J, Fleites Mestres P, Pérez García Y,Milián Pérez TM, López García D. Origen e historia de la Toxicología Revista Cubana de Medicina Militar. 2014;43(4):499-514

Pérez Rivadulla C, Sáez Yumar L, Casado Díaz S. Intoxicaciones graves pediátricas en unidad de cuidados intensivos. . Revista de Ciencias Médicas de Pinar del Río. 2018;22(1):5-13.

Pérez, A., M. Sousa Sánchez, A. M. Hanan-Alipi, F. Chiang Cabrera & P. Tenorio L. Vegetación terrestre. 2005; 65–110. In Biodivers. Tabasco. CONABIO-UNAM, México.

Pillay W. Organic Irritants. In: Modern Medical Toxicology. New Delhi: Jaypee; 2005. p. 61-154.

Prieto-Puga, J. Guía de plantas de jardín. Madrid:Pirámide. 1993. ISBN 84-368-0694-8

Repetto Jiménez M, Repetto Kuhn G. Toxicología fundamental: Ediciones Díaz de Santos; 2009.

Restrepo de Fraume M, Quintero PR, Fraume NJ. Manual. Aplicaciones medicinales. En: El milagro de las plantas. Aplicaciones medicinales y orofaríngeas. Bogotá: San Pablo; 2005. p. 27-177.

Reynaud J. Fichas de identificación. En: La flora del farmacéutico. Madrid: Mundi-Prensa; 2004.p. 13-251.

Rinehart, T. A., Edwards, N. C., & Spiers, J. M. Vernicia fordii 'Anna Bella', a new ornamental tung tree. HortScience, 2013; 48(1), 123-125.

Rios González CM, Toscano Ponce AG, De Benedictis-Serrano GA, Guerra-Tello MJ. Características clínicas y epidemiológicas de las intoxicaciones en el Hospital General Docente Ambato de Ecuador, 2013 a 2014. Revista Virtual de la Sociedad Paraguaya de Medicina Interna. 2018;5(1):42-8.

Rodríguez Fernández A, Rodríguez Sánchez O, Riera Santiesteban R, Rodríguez López E, Del Pozo Hessimg C, Torres la Rosa JA, et al. Intoxicación por plantas. En: Manual de Toxicología clínica. Santiago de Cuba: Centro Provincial de Información de Ciencias Médicas; 2004. p.183- 92.

Rodríguez García K, Hernández Faure C, Ubals Gómez R, Reyes Matos I, Vázquez García I. Características clínico-epidemiológicas de la intoxicación exógena grave en niños. Rev Inf Cient. 2015;89(1):12-20.

Rodríguez-Rubinos R, Pérez-Rodríguez S, García-Oñoz N, Ponce de León-Consuegra J. Intoxicaciones agudas en la adolescencia. Arch Med Camagüey. 2008;12(2):1-6.

San Andrés MI, Jurado Couto R, Ballesteros Moreno E. Toxicología animal originada por plantas. Madrid: Complutense; 2000.

Sánchez Crespo EA, Canals Aracil M. Intoxicaciones AMF. 2017;13(9):517-22.

Sancho J. Mateu. Toxicología Médica. Doyma, s.a. 1994.

Tejera Aguilar ME, Martínez Bernal Y, Escobar Román R, Escobar Vázquez G, Sori León Y. Caracterización de las Intoxicaciones Agudas en dos Hospitales de la Provincia Villa Clara. Año 2009 – 2010. Retel. 2013;Junio-Octubre(40):27-44.

Tejera Aguilar ME, Martínez Bernal Y, Escobar Román R, Sori León Y. Intoxicaciones por plantas atendidas por el Centro de Toxicología de Villa Clara. 2012 - 2015 RETEL Revista de Toxicología en Línea. 2016(48):43-52.

Tomás Roig J. Plantas medicinales, aromáticas o venenosas de Cuba. La Habana: Científico-Técnica; 1992.

Torres Morera LM, Álvarez J, Artigas A, Belda FJ, Bonet B, Caparrós T, et al. Intoxicaciones agudas II. En: Tratado de cuidados críticos y emergencias vol. II. Madrid: Arán; 2002. p. 1501- 43.

Valle Vega P. Reseña histórica. En: Toxicología de los alimentos. México DF. Centro Panamericano de Ecología Humana y Salud, OPS, OMS; 2000. p. 1-6.

Vega, A., & Bell, E. A. α-Amino-β-methylaminopropionic acid, a new amino acid from seeds of Cycas circinalis. Phytochemistry, 1967; 6(5), 759-762.

Vicente Peña E, Rodríguez Porto AL, Sánchez Zulueta E, Quintana López L, Riverón González JM, Ledo Grogués D. Intoxicaciones. Diagnóstico y tratamiento en medicina interna. La Habana: Editorial Ciencias Médicas.; 2012. p. 749-70.

Villar D, Ortiz Díaz JJ. Plantas cardiotóxicas. En: Plantas tóxicas de interés veterinario. Casos clínicos. Barcelona: Elsevier. Masson; 2006. p. 1-16.

Whiting, M. G. Toxicity of cycads. Economic Botany. 1963; 17(4), 270-302.

Xie, Y., Tao, Z., Wang, H., & Qin, G. Chemical constituents from the roots of Vernicia fordii. Chinese Journal of Natural Medicines, 2010; 8(4), 264-266.

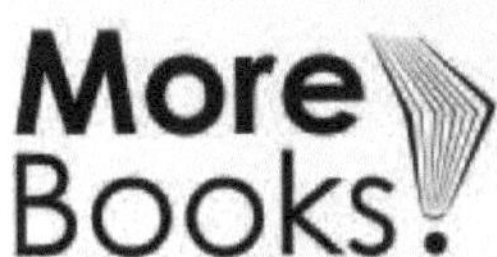

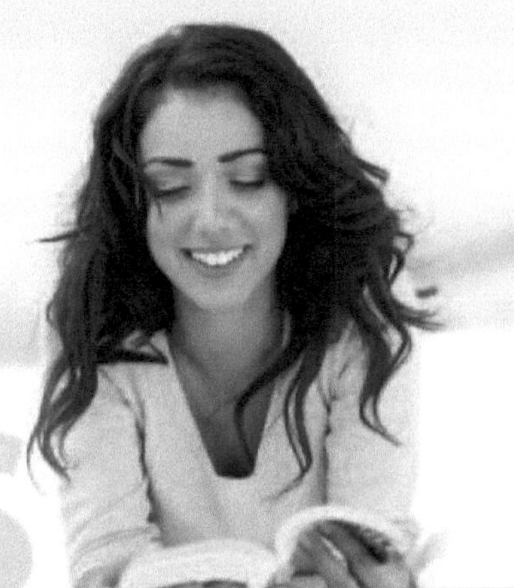

Buy your books fast and straightforward online - at one of world's fastest growing online book stores! Environmentally sound due to Print-on-Demand technologies.

Buy your books online at
www.morebooks.shop

¡Compre sus libros rápido y directo en internet, en una de las librerías en línea con mayor crecimiento en el mundo! Producción que protege el medio ambiente a través de las tecnologías de impresión bajo demanda.

Compre sus libros online en
www.morebooks.shop

KS OmniScriptum Publishing
Brivibas gatve 197
LV-1039 Riga, Latvia
Telefax: +371 686 204 55

info@omniscriptum.com
www.omniscriptum.com

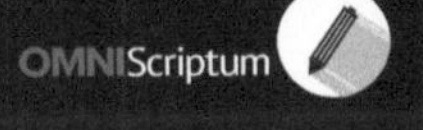